Christiane Schäfer
Anja Constien
Dr. Imke Reese

Praxisbuch Lebensmittelallergie

Der sichere Weg zur richtigen Diagnose und optimalen Therapie bei Allergien und Unverträglichkeiten

INHALT

Ein strapazierter Begriff — 8
Was ist eine Allergie? — 9
Beeinflusst die Ernährung Allergien? — 13

Allergisch bedingte Beschwerden — 16

Chronische Krankheiten — 18
Heuschnupfen — 18
Asthma — 20
Neurodermitis — 24

Diagnostik — 30

Wissen ermöglicht den Weg — 32
Anamnese — 33
Hauttests — 36
Labormethoden — 42
Ernährungs- und Symptomprotokolle — 48
Allergologische Diäten — 50
Provokationen — 56
Fazit: Stellenwert der Maßnahmen — 59

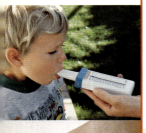
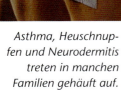

Asthma, Heuschnupfen und Neurodermitis treten in manchen Familien gehäuft auf.

INHALT

Allergenporträts ... 62

Nahrungsmittel als Auslöser ... 64

Milch ... 64
Eier ... 69
Soja ... 72
Weizen ... 75
Fisch ... 80
Nüsse und andere Schalenfrüchte ... 84
Erdnuss ... 87
Sesam ... 90
Sellerie ... 92

Nahrungsmittelallergie – und nun? ... 96

Vermeidung des Allergens ... 98

Kritische Nährstoffversorgung ... 100

Im Allgemeinen ... 100
Nährstoffversorgung der Allergiker im Besonderen ... 103
Besonderheiten bei pollenassoziierten Nahrungsmittelallergikern ... 104

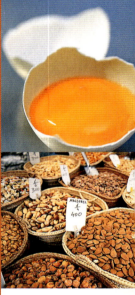

Zu den Lebensmitteln, die eine Allergie auslösen können, gehören Hühnerei und Nüsse.

5

INHALT

Risikoabschätzung von Diätfehlern   106

Neue Kennzeichnung   106

Alltagsregeln für Nahrungsmittelallergiker   109

Im Kindesalter   112

Allergieprävention   112

Ernährung der Kinder   114

Kreuzallergien   120

Pollenassoziierte Nahrungsmittelallergien   121

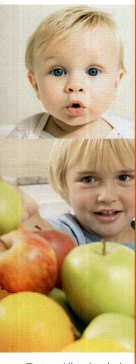

Treten Allergien bei Säuglingen und Kleinkindern auf, ist ganz besonders auf eine ausgewogene Ernährung zu achten.

INHALT

Keine Allergie, dennoch falsch ernährt? 130

Unverträglichkeiten 132

Laktoseintoleranz 133

Fruktosemalabsorption 140

Histaminintoleranz 146

Nicht allergische Reaktionen 150

Glutensensitive Enteropathie 152

Empfohlene Bücher, Adressen 156

Bildnachweis, Impressum 157

Register 158

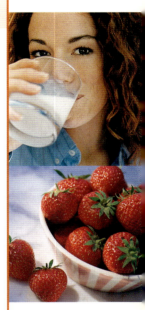

Nicht immer ist ein Allergen der Verursacher von Beschwerden. Es kann auch eine Lebensmittelunverträglichkeit vorliegen.

Ein strapazierter Begriff

Nicht alles, was nach einer Allergie aussieht, ist auch eine! Allergien gehören zu den wichtigsten Erkrankungen und »großen gesundheitlichen Herausforderungen« dieses Jahrhunderts, gemäß der Aussage des Weißbuchs Allergie in Deutschland 2004. Nahrungsmittelallergien als Auslöser allergischer Reaktionen gewinnen auch dadurch zunehmend an Bedeutung, dass etwa 60 Prozent aller Pollenallergiker allergische Reaktionen gegenüber kreuzreaktiven Nahrungsmitteln aufweisen. Allergien, insbesondere Nahrungsmittelallergien, sind daher in aller Munde und schnell werden Beschwerden mit diesem Begriff betitelt. So erstaunt es nicht, dass etwa 10-mal mehr Menschen glauben, eine Nahrungsmittelallergie zu haben, als tatsächlich nachweisbar ist. Heißt das, dass sich neun von zehn Menschen ihre Beschwerden nur einbilden? Oder gibt es allergie-ähnliche Erkrankungen? Versteckt sich hinter einer vorgegebenen Allergie eine Essstörung oder eine Abneigung gegen bestimmte Lebensmittel? Wahrscheinlich ist eine ganze Bandbreite von Gründen dafür verantwortlich, dass es ein so starkes Missverhältnis zwischen subjektiv empfundener und objektiv festgestellter Allergie gibt. Vor allem ist es aber wohl auf eine häufig unsachgemäße Nutzung des Begriffs der »Allergie« zurückzuführen.

> In den letzten Jahrzehnten ist die Häufigkeit von Allergien stark angestiegen, wobei die Ursachen nach wie vor nicht geklärt sind. Der Trend hält an, auch wenn einige Krankheitsbilder derzeit auf ihrem Höhepunkt angelangt zu sein scheinen.

Den Weg aufzeigen

Obwohl viele Menschen eine Nahrungsmittelallergie als Ursache ihrer Beschwerden vermuten, beschreiten nur wenige den Weg einer fundierten allergologischen Diagnostik. Noch weniger Menschen mit (bestätigtem) Verdacht auf Nahrungsmittelallergie sind in ernährungstherapeutischer Betreuung. Laut Schätzungen sind nur etwa 10 Prozent der Allergiker in Deutschland adäquat versorgt. Um dieses Missverhältnis anzugehen, soll das vorliegende Buch Personen mit nahrungsmittelbedingten Beschwerden einen Einblick geben,

‣ um was für ein Krankheitsbild es sich handeln könnte,
‣ welche Diagnostik geeignet ist, dies herauszufinden, bzw.
‣ welche unwissenschaftlich und damit Geldverschwendung ist,
‣ welche therapeutischen Möglichkeiten man nutzen soll und
‣ wie/ob sich Allergien durch Prävention verhindern lassen.

Dieses Buch soll helfen

Dieser Ratgeber möchte Ihnen Mut machen, sich mit diesem komplexen Thema auseinanderzusetzen. Denn beim Thema Nahrungsmittelallergien und Nahrungsmittelunverträglichkeiten sind individuelle Lösungen gefragt. Allgemeine Pauschalempfehlungen helfen nicht weiter. Solche auf einzelne Personen zugeschnittene Lösungen sind aber aufgrund des großen Wissenszuwachses in den allergologischen und lebensmitteltechnologischen Bereichen nur möglich, wenn Sie mit einem erfahrenen Allergologen und einer allergologisch versierten Ernährungsfachkraft zusammenarbeiten. Sämtliche Pauschal-Lebensmittellisten mit Empfehlungen »verboten« oder »geeignet« müssen auf Ihren Einzelfall übertragen werden.

> Dieser Ratgeber möchte Ihnen das aktuelle allergologische Wissen bezüglich Nahrungsmittelunverträglichkeiten im Überblick vorstellen. Nutzen Sie dieses Wissen, und kommen Sie so bei der Suche nach Ihren individuellen Auslösern weiter.

Was ist eine Allergie?

Unter einer Allergie wird eine »spezifische Änderung der Immunitätslage im Sinne einer krank machenden Überempfindlichkeit« verstanden. Dabei kommt es zu einer Abwehrreaktion auf harmlose Substanzen der Umwelt. Das bedeutet, dass das Immunsystem des Allergikers sehr leistungsfähig ist. Es ist immunstark und nicht, wie häufig gedacht wird, immunschwach. Es reagiert überschießend auf eigentlich ganz harmlose Stoffe aus der Umwelt. Kennzeichnend für allergische Reaktionen ist ihre Reproduzierbarkeit. Sie sind also wiederholbar und auf einen definierten Auslöser zurückzuführen. Betroffen sind vor allem Haut, Atemwege und Verdauungstrakt.

Persönliche Empfindsamkeit ist maßgeblich

Die Bereitschaft, eine allergische Reaktion auszubilden, ist vererbbar. So treten Allergien besonders häufig bei Kindern von allergischen Eltern(teilen) auf. Allerdings sind genetische Anlagen nicht allein für die Entstehung einer Allergie verantwortlich. Auch Umweltfaktoren spielen eine maßgebliche Rolle. Ein Großteil der Forschungsaktivität der letzten Jahre beschäftigt sich mit dem Thema Allergieprävention. Fragestellungen wie »Wie beuge ich vor?«, aber auch Möglichkeiten der Toleranzinduktion, d. h., »Wie fördere ich die Ausbildung von Toleranz statt Überempfindlichkeit?«, sind die Themen in der allergologischen Forschung, für die es zum Teil schon Antworten gibt.

IgE-Antikörper und Atopie

Während unser Körper normalerweise durch Auseinandersetzung mit der Umwelt erkennt, dass diese harmlos ist, und sich deshalb für eine Toleranz entscheidet, hält der Allergikerkörper vieles Harmlose für gefährlich. Bei Nahrungsmittelallergien wird es sich dabei meist um eine Soforttypreaktion handeln. Eine solche Reaktion des Immunsystems wird über IgE-Antikörper vermittelt. Diese richten sich in der Regel gegen spezielle Eiweißstoffe, die auch Allergene genannt werden. Die Fähigkeit zur IgE-Antikörper-Bildung im Zusammenhang mit typischen Symptomen wie Asthma, Heuschnupfen oder Neurodermitis, nennt man Atopie. Ist ein Körper entsprechend disponiert, d. h., hat er die grundsätzliche Bereitschaft, allergische Mechanismen in Gang zu setzen, dann sind folgende zwei Phasen wesentlich für das allergische Verständnis.

Mit dem Wissen über den Einfluss von Umweltfaktoren auf die Entstehung einer Allergie steigt auch die persönliche Chance, in das Geschehen einzugreifen. Nutzen Sie diese!

Zwei Phasen

In einer ersten Phase der Reaktion, der so genannten Sensibilisierung, bildet der Körper erst einmal nur Antikörper, die ihm als Gedächtnis dafür dienen, welche Stoffe er als »gefahrbringend« einstuft. Bei diesen Antikörpern handelt es sich meist um IgE-Antikörper. Erst bei einem erneuten Allergenkontakt kann es dann zu einer Erkennung des Allergens durch diese IgE-Antikörper kommen. Erst wenn ein Allergen und IgE-Antikörper zusammentreffen, eine so genannte Allergen-IgE-Antikörper-Vernetzung entsteht, kann es zu einer allergischen Reaktion kommen. Der alleinige Nachweis von IgE-Antikörpern im Blut führt aber nicht zwangsläufig bei einem erneuten Kontakt mit dem Allergen zu einer allergischen Reaktion! IgE-Antikörper lassen sich im Rahmen einer allergologischen Diagnostik im Blut oder an der Haut nachweisen und dienen als Hinweis, nicht als Nachweis für eine bestehende Empfindsamkeit. Neben Antikörpern vom Typ IgE gibt es auch eine Reihe anderer, wie z. B. IgG-Antikörper, die sich ebenfalls im Blut nachweisen lassen, aber im Regelfall keine Aussagekraft im Hinblick auf eine Allergie besitzen (siehe S. 47).

> **Sehr wichtig: Sensibilisierung heißt nicht Erkrankung!**

Diagnostik, um dem Übel auf die Spur zu kommen

Wenn mit jedem neuen Allergenkontakt immer und immer wieder eine Reaktion auftritt, spricht man von einer so genannten klinischen Relevanz der vorhandenen Sensibilisierungen. Die allergischen Reaktionen aufgrund einer Allergen-IgE-Antikörper-Vernetzung sind also stetig wiederholbar. Diese Eigenschaft bietet die Grundlage für Diagnostik und Therapie. Es ist also möglich, eine allergische Reaktion bewusst auszulösen und damit den Nachweis zu liefern, dass das Vorhandensein von bestimmten IgE-Antikörpern für die betroffene Person auch tatsächlich klinisch relevant ist, also eine Reaktion auslöst. Bei einer allergischen Reaktion können nahezu alle Organsysteme

EIN STRAPAZIERTER BEGRIFF

> Unter einem anaphylaktischen Schock versteht man eine Reaktion des gesamten Körpers auf ein Allergen. Dabei kann es zu einem Stillstand von Atem und Kreislauf kommen. Diese akut lebensbedrohliche Situation muss sofort ärztlich behandelt werden.

beteiligt sein. Am häufigsten sind die Grenzflächen zur Umwelt, also Haut, Atemwege und Verdauungstrakt betroffen. Der Schweregrad kann von einem leichten Hautjucken, Niesen, laufender Nase, Husten oder Halskratzen bis zu schwerwiegenden Ganzkörperreaktionen im Sinne eines anaphylaktischen Schocks verlaufen. Aber die Vorhersage, ob sich eine Nahrungsmittelallergie äußert und wie schwer sie verläuft, ist nicht möglich. Gerade aber weil der Bereich der Nahrungsmittelallergien einerseits von Patienten meist falsch eingeschätzt wird, anderseits aber auch häufig unzureichend therapiert wird, ist es kaum verwunderlich, dass anaphylaktische Reaktionen z. B. bei Kindern zu 58 Prozent im häuslichen Bereich vorkommen! Diese Ergebnisse einer Studie aus Berlin zeigen, dass vor allem Unklarheiten in der Diagnostik und Therapie dringend beseitigt werden müssen. Und das Gesagte macht deutlich: Eine Nahrungsmittelallergie zu diagnostizieren und zu therapieren, setzt ein interdisziplinäres Wissen und eine gute Zusammenarbeit von mehreren Fachrichtungen voraus. Als einzelner Patient sind Sie auf verschiedene helfende Hände und Informationen aus unterschiedlichen Quellen angewiesen.

Nahrungsmittelallergiker – was nun?

Nahrungsmittelallergiker zu sein bedeutet, dass Sie im Alltag Ihre Allergie immer bedenken und sich adäquat verhalten müssen. Ganz konkret heißt es, dass Sie einen an Ihre Bedürfnisse angepassten Lebensmitteleinkauf und eine entsprechende Speiseplangestaltung realisieren müssen. Es setzt voraus, dass Sie genau über das Vorkommen und die Kennzeichnung Ihres Allergens Bescheid wissen, um es entsprechend meiden zu können. Sie sollten über mögliche Einflussfaktoren informiert sein, die »Ihr« Allergen in seiner Potenz stärken oder schwächen können. Bei den meisten Allergenen gelingt ein gutes Krankheitsmanagement nur, wenn Sie »Ihr« Allergen auch wirklich vollständig vermeiden können. Trotzdem sollten die tägliche Kost und die tägliche Speiseplangestaltung einer vollwertigen und ausgewogenen, aber abwechslungsreichen Ernährung entsprechen. Die Nährstoffbilanz sollte alle lebensnotwendigen Inhaltsstoffe in ausreichender Menge aufweisen und zudem sollten vor allem Ihr persönlicher Geschmack, Ihre individuellen Vorlieben und Abneigungen Kernstück einer solchen individuellen Kostzusammenstellung sein. Daran wird deutlich, dass der tägliche Speiseplan eines Allergikers mehrere »Architekten« benötigt. Es muss also vieles vorweg abgeklärt werden. Vor allem aber soll das Konzept »lebbar« sein, egal ob Sie sich mittags in der Kantine verpflegen oder ein Essen bei Freunden genießen möchten.

Gehen Sie als Patient den Weg einer klaren allergologischen Diagnostik, an deren Ende ein vollständiges Bild möglicher Auslöser steht.

Beeinflusst die Ernährung Allergien?

Nahrungsmittelallergien treten abhängig vom Lebensalter bei unterschiedlichen Gruppen von Lebensmitteln auf. Säuglinge und Kleinkinder reagieren zu 90 Prozent auf Grundnahrungsmittel. So ist es nicht verwunderlich, wenn Pauschalempfehlungen »keine Milch, kein Ei, keinen Weizen, kein Soja« landauf, landab zum »Stille-Post-Spiel« von unseriösen Therapeuten werden. Doch nur in den allerseltensten Fällen sind es alle diese vier Auslöser auf einmal. Und Aussagen wie »Kinder unter sechs Jahren kann man noch nicht testen« gehören schon seit Jahren der Vergangenheit an. Ersparen Sie sich und Ihrem Kind Pauschaldiäten aufgrund unzureichender Diagnostik.

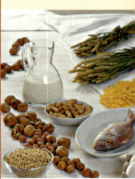

Durch konsequente Meidung des Allergieauslösers verbessert sich die Lebensqualität.

Die häufigsten Auslöser

Bei den erwachsenen Allergikern führen Nüsse, Erdnüsse, Fisch und Schalentiere die Hitliste der Nahrungsmittelallergien an. Wenn pollenassoziierte Nahrungsmittelallergien (siehe S. 120 ff.) mitberücksichtigt werden müssen, erweitert sich die Liste möglicher Auslöser bei den Erwachsenen um einige Obst- und Gemüsearten, Kräuter und Gewürze.

Abhängig vom Lebensalter

Dass Allergien auf Grundnahrungsmittel mit steigendem Lebensalter abnehmen, bedeutet, dass diese Allergien offensichtlich wieder verschwinden. Man spricht dann von einer guten Prognose. Tatsächlich verliert ein Großteil allergischer Säuglinge und Kleinkinder ihre Nahrungsmittelallergie im Laufe der frühen Kindheit. 80 Prozent der Kuhmilch- und Hühnereiallergiker vertragen ihr Allergen bis zum Eintritt in die Schule wieder. Allergien auf Nüsse, Erdnüsse oder Fisch verlieren sich dagegen sehr selten. Personen mit einer bestehenden Pollensensibilisierung bemerken häufig, dass sie im Laufe der Zeit auch bei diversen Lebensmitteln Reaktionen zeigen. Das Spektrum dieser pollenassoziierten Nahrungsmittelallergien weitet sich mit Zunahme der Pollensensibilisierung eher aus, als dass es sich verkleinert. Ganz offensichtlich ist also ein Nahrungsmittelallergen nicht gleich dem anderen. Während unser Körper bei einigen wie Kuhmilch und Hühnerei auch nachträglich eine Toleranz ausbilden kann, scheint dieser Weg für andere Allergene wie Erdnüsse und Fisch verschlossen. Welche Allergeneigenschaften dafür verantwortlich sind, ist nicht ganz geklärt. Hier ist es wesentlich, die individuellen Toleranzfaktoren jedes einzelnen Patienten im therapeutischen Team (Allergologe, Ernährungsfachkraft) herauszuarbeiten.

> Es sind nicht »alle Gewürze« oder »alle frischen Obstarten«, die gemieden werden müssen! Immer muss im Einzelfall entschieden und therapiert werden.

Abhängig von der Häufigkeit des Vorkommens

Allergien auf bestimmte Lebensmittel kommen gehäuft dort vor, wo diese Lebensmittel oft und viel gegessen werden. So sehen wir Erdnussallergien insbesondere in Ländern wie den USA und England, wo Produkte wie Erdnussbutter nahezu täglich auf dem Speiseplan stehen. Fischallergien kommen dagegen vermehrt in skandinavischen Ländern vor, denn Fisch und Meeresfrüchte sind dort Grundnahrungsmittel. In der Schweiz, wo es anteilmäßig häufiger Beifußpollen gibt, überwiegen die Beifußallergiker, während es in den norddeutschen Gefilden eher die Birke ist, die den Pollenallergikern zu schaffen macht.

Den goldenen Weg finden

Die vermeintliche Konsequenz daraus, bestimmte Allergene schon vorbeugend nicht zu essen und damit eine Allergie zu verhindern, die jahrelang im Rahmen von allergiepräventiven Maßnahmen umgesetzt wurde, scheint trotzdem der falsche Schluss zu sein (siehe »Allergieprävention« S. 112). Denn nur wenn sich der Körper mit Allergenen auseinandersetzen kann, kann er auch eine Toleranz entwickeln. Daher werden allergologische Fragestellungen wie »Sind also Kinder, die in ländlichen Regionen aufwachsen, wirklich weniger allergiegefährdet?« oder so genannte »Urwald-« und »Bauernhofhypothesen« zurzeit überprüft. Leider ist es nicht eindeutig zu klären, zu welchem Zeitpunkt und in welcher Menge diese Auseinandersetzung in sinnvoller Weise stattfinden sollte.

Die unzähligen Pauschaldiätlisten in Internetforen und Laienliteratur erschweren eine sachliche Auseinandersetzung mit dem Thema Allergie. Als Therapie sind viele Außenseiterdiäten, wie etwa die Rotationsdiät, vollkommen ungeeignet. Nach wie vor muss das Allergen konsequent gemieden werden!

Fazit

Fest steht, dass bei Verdacht auf Nahrungsmittelallergie das Allergen identifiziert werden muss. Auf diesem Weg ist es immer sinnvoll und lohnend, den Kontakt und die Zufuhr des Allergens zu unterbrechen. Die Karenz (die Meidung) ist notwendig im Rahmen der Diagnostik und die Säule der Therapie in der Allergologie!

Als atopische Erkrankungen nehmen Asthma, Heuschnupfen und Neurodermitis immer mehr zu. Da stellt sich die Frage, ob die Ernährung einen Einfluss darauf hat.

Allergisch bedingte Beschwerden

Krankheitsbilder und ernährungstherapeutische Maßnahmen

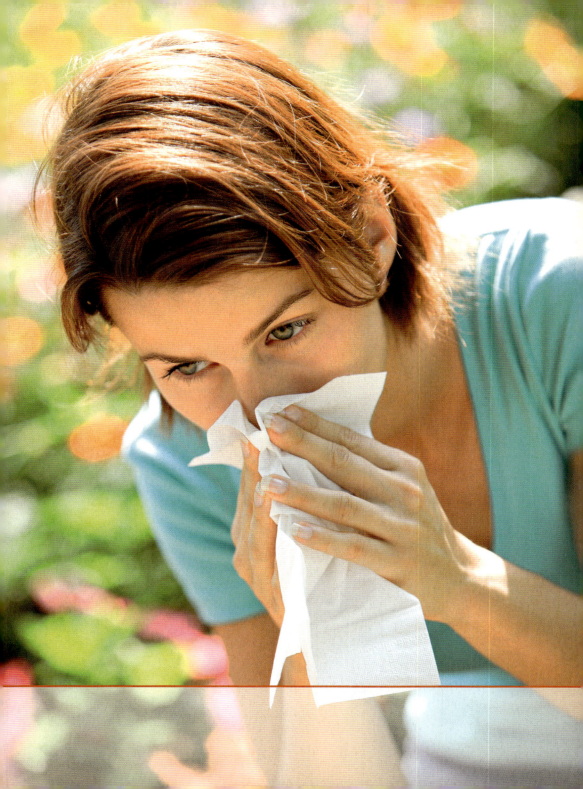

ALLERGISCH
BEDINGTE
BESCHWERDEN

Chronische Krankheiten

Allergische Reaktionen können sich an fast allen Organen des Körpers zeigen. Trotzdem gibt es Körperteile, die dafür besonders empfänglich sind. Da Haut und Schleimhäute die Grenzflächen zur Umwelt darstellen, äußern sich hier auch besonders viele allergische Reaktionen. Die Haut, der Verdauungstrakt und die Atemwege sind deshalb die wichtigsten Orte, an denen sich allergische Reaktionen zeigen. Kommt es jedoch zu einer Reaktion am ganzen Körper, wird es lebensbedohlich. Bei solch einem anaphylaktischem Schock muss sofort ein Arzt gerufen werden. Abgesehen von reinen Sofortreaktionen (z. B. schwallartiges Erbrechen), die nach Verzehr eines bestimmten Lebensmittels auftreten können, gibt es viele chronische Krankheiten, die an Nahrungsmittelallergien gekoppelt sein können. Die drei wichtigsten mit ihren ernährungstherapeutischen Möglichkeiten – Heuschnupfen, Asthma und Neurodermitis – folgen nun.

> Als Atopie bezeichnet man die familiär auftretende Überempfindlichkeit von Haut und Schleimhäuten gegenüber Umweltstoffen. Atopische Erkrankungen sind Neurodermitis, Heuschnupfen und allergisches Asthma.

Heuschnupfen

Der Heuschnupfen ist eine allergische Form des Schnupfens. Dabei schwellen die Nasenschleimhäute aufgrund eines Allergenkontaktes an. Die Nase läuft oder ist verstopft, der Patient niest, kann nicht mehr riechen – und das alles, ohne dass andere Symptome einer Erkältung sichtbar sind. Etwa 24 Prozent der allergischen Patienten leiden unter einem Heuschnupfen und bei 60 Prozent dieser Patientengruppe lauert auch eine pollenassoziierte Kreuzallergie (siehe S. 120 ff.). Daher sollten Sie den Auslöser des Heuschnupfens genau kennen. Die Beschwerden des Heuschnupfens können saisonal oder ganzjährig auftreten und durch Pollen aber auch andere Allergene verursacht werden. Kontakt mit verdächtigen Lebensmitteln können diese Beschwerden zwar auch auslösen, aber Hauptverursacher sind bei saisonalen Beschwerden inhalative (durch die Nase aufgenommene) Allergene: Birke, Lieschgras, Beifuß oder der Schimmelpilz Alternaria alternata. Treten die Beschwerden ganzjährig auf, so sollten die Allergene der Hausstaubmilbe, Katzenschuppen und Katzenepithelien, Hundeschuppen oder andere Schimmelpilze getestet werden.

Auslöser vermeiden

Die beste Methode zur Behandlung eines allergischen Schnupfens ist das Vermeiden des Auslösers. Führt etwa das Kartoffelschälen zur laufenden Nase, kann die Zubereitung als Pellkartoffel Abhilfe schaffen. Da das Allergen hitzelabil ist, muss es nur im rohen Zustand vermieden werden. So kann es bei einem allergischen Schnupfen aufgrund einer Reaktion nur bei der Zubereitung eines allergieauslösenden Lebensmittels sinnvoll sein, dieses unter Wasser zu schälen und zu schneiden. Zwar gehen dann ein paar Vitamine verloren, aber

Denken Sie auch quer. Haben die Nachbarn etwa eine Katze, die es sich auf Ihrem Lieblingsstuhl auf der Terrasse immer wieder gern gemütlich macht?

Eigeninitiative bei Heuschnupfen

Sie, als Pollenallergiker, können durch verschiedene Maßnahmen selbst zu einer effektiven Allergenreduktion beitragen:

▸ Legen Sie Ihre Kleidungsstücke nicht im Schlafzimmer ab.

▸ Waschen Sie abends Ihre Haare oder rubbeln Sie sie zumindest mit einem feuchten Frotteetuch ab.

▸ Verwenden Sie in Ihrem Auto einen Pollenschutzfilter und tauschen Sie diesen auch zur nächsten Pollensaison rechtzeitig aus.

▸ Planen Sie Ihren Urlaub möglichst während »Ihrer« größten Pollenplage und wählen Sie Urlaubsziele in pollenarmen Regionen.

▸ Beachten Sie die Pollenflugvorhersage und sorgen Sie im Idealfall medikamentös für den Bedarfsfall vor.

sofern die Lebensmittel gekocht verträglich sind, würde das Symptom »allergischer Schnupfen« gebannt sein. Diese Allergenkarenz ist bei Pollen oder Schimmelpilzsporen aber so ohne weiteres nicht möglich. Und den Hausstaubmilben aus dem Weg zu gehen, ist ein sinnvolles aber in der Konsequenz schier auswegsloses Unterfangen. So bleiben dann häufig vorbeugende Allergenvermeidungsstrategien, medikamentöse Maßnahmen und im Bedarfsfall eine Hyposensibilisierung als Therapie der Wahl.

Asthma

Asthma ist eine chronisch entzündliche Erkrankung der Atemwege. Sie geht einher mit einer Überempfindsamkeit der luftführenden Atemwege gegenüber unspezifischen oder spezifischen Reizen der Umwelt. Dies kann zu Verkrampfungen der Bronchien führen. Die Schleimhäute der Atemwege können anschwellen, und es kann zu einer vermehrten Schleimbildung kommen. Dadurch können die Atemwege zusätzlich verengt werden. Dabei zeigen sich dann die typischen Symptome mit giemender Atmung, einem Engegefühl im Brustkorb und Husten. Diese anfallsweise auftretende Atemnot kann sich vollständig oder weitestgehend mit beschwerdefreien Intervallen abwechseln. Bei Kindern beträgt die vom Arzt bestätigte Diagnose Asthma bereits 7 Prozent. Schätzungen zufolge beträgt die Häufigkeit bei den 22- bis 44-Jährigen bis zu 11 Prozent.

> Da Asthma eine dauerhafte Erkrankung ist, nimmt die Atmung bei unzureichender Behandlung langfristig Schaden. Deshalb sollten frühzeitig lungenfachärztlich-allergologische Untersuchungen stattfinden.

Wie immer: Klare Diagnostik zählt!

Bei einem Verdacht auf Asthma ist die lungenfachärztlich-allergologische Untersuchung die wesentliche Voraussetzung für eine sinnvolle Therapie. Für diese Untersuchung sind Prüfungen der Lungenfunktionen, Verlaufsmessungen des maximalen Atemstroms bei der

WENN DAS ATMEN SCHWERFÄLLT

Ausatmung (Peak-Flow; siehe auch S. 23 und S. 50) und ein Überempfindlichkeitstest der Atemwege nötig. Es werden vier Schweregrade des Asthmas unterschieden, wie aus der Tabelle ersichtlich ist.

Die Schweregrade gelten für Patienten ab 14 Jahre.

Schweregrade des Asthmas

Schweregrade des Asthmas	Symptome tagsüber	Symptome nachts	Peak-Flow
▶ **Stufe 1** **Gelegentliches Asthma**			
Anfälle von Atemnot treten selten auf. Der Betroffene muss bei Bedarf Notfallspray nehmen.	< 1 x pro Woche	Bis zu 2 x pro Monat	> 80 %
▶ **Stufe 2** **Leichtes Asthma**			
Anfälle von Atemnot treten häufiger aber nicht täglich auf. Der Betroffene muss regelmäßig Medikamente einnehmen.	< 1 x pro Tag	Bis zu 2 x pro Monat	> 80 %
▶ **Stufe 3** **Mäßiges Asthma**			
Tägliche Beschwerden. Der Betroffene muss regelmäßig Medikamente einnehmen.	Täglich	> 1 x pro Woche	60–80 %
▶ **Stufe 4** **Schweres Asthma**			
Ständige Beschwerden, bisweilen lebensbedrohliche Anfälle. Begrenzte körperliche Aktivität. Klinikaufenthalte. Der Betroffene muss regelmäßig Medikamente einnehmen.	Ständig	Häufig	< 60 %

Quelle: Atemwegsliga 2005

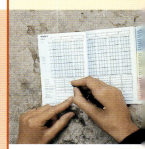

Regelmäßige Aufzeichnungen dienen der Selbstkontrolle und eigenen Sicherheit.

21

Therapie des Asthmas

Die Empfehlungen zur heutigen Asthmatherapie gründen vor allem auf eine vernünftige Asthmaprävention. Dabei stellen Medikamente – je nach Schweregrad des Asthmas – eine unverzichtbare Säule der Therapie dar. Und ähnlich wie beim Heuschnupfen, ist die spezifische Immuntherapie, die so genannte Hyposensibilisierung, eine weitere sinnvolle Maßnahme. Fragen Sie hierzu Ihren Arzt.

Mit dem Asthma leben

Durch erhebliche Behandlungsfortschritte hat die Diagnose »Asthma« heute ihren Schrecken verloren. Im Idealfall erreichen die Patienten durch die heutigen Behandlungsmethoden eine unbeschwerte Lebensqualität. In Asthmaschulungen, die auch im Rahmen der neuen Disease-Management-Programme (DMP) flächendeckend angeboten und finanziert werden sollen, können Sie als Patient viel für Ihre eigene Gesundheit lernen. Insgesamt sollten Sie über Dosis und Wirkungsweise der Medikamente, die Ihnen verordnet worden sind, gut informiert sein. Insbesondere das Thema Cortison sollte angstfrei diskutiert werden, da es in den allermeisten Fällen das Mittel der Wahl sein wird. Hier gibt es mittlerweile zahlreiche Broschüren und Informationen, die gut und umfassend über mögliche Wirkungen und Nebenwirkungen Auskunft geben. Das Cortison hat in der Behandlung des Asthmas ab Stufe 2 einen festen Stellenwert. Es hilft bei sachgerechter Anwendung vor langfristigen Schäden der luftführenden Wege, die diese zweifellos bei Nichtbehandlung aufgrund ihrer Überempfindsamkeit sonst nehmen würden!

Kontrolle für daheim

Ein wichtiges Instrument für den Asthmapatienten ist das so genannte Peak-Flow-Tagebuch (siehe auch S. 50). Mit einem ganz einfachen

---

Zögern Sie bei Unsicherheit nicht, mit Ihrem behandelnden Arzt oder Ihrem Asthmaschulungsteam in Kontakt zu treten. Nur durch Informationen können z. B. »Cortisonängste« abgebaut und der Beschwerdeverlauf günstig beeinflusst werden.

SELBSTKONTROLLE IST ANGESAGT

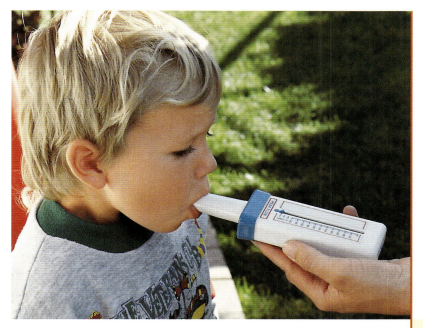

Um vergleichbare Messwerte mit dem Peak-Flow-Meter zu bekommen, misst man im Stehen und hält das Gerät waagerecht vor den Mund.

Gerät, welches viele Patienten auch für die Selbstkontrolle von ihrem Arzt ausgehändigt bekommen, kann eine Verlaufskontrolle auch zu Hause erfolgen. Mittels einer solchen Peak-Flow-Messung kann der Asthmatiker seine Medikamenteneinstellung überprüfen. Gerade wenn Pollen und pollenassoziierte Nahrungsmittel als Auslöser vermutet werden, ist eine solche Selbstkontrolle sehr hilfreich.

Asthma durch Nahrungsmittel?

Die Ursachen des Asthmas sind uneinheitlich, wobei bei etwa 85 Prozent ein allergischer Auslöser zu finden ist. Doch in den seltensten Fällen ist dies rein auf ein Nahrungsmittel zurückzuführen. Meistens sind es inhalative Allergene, die aufgrund der Überempfindlichkeit der Bronchien eines Asthmatikers dann die Fülle von Beschwerden

Kräftig und tief ausatmen, heißt es bei der Peak-Flow-Messung. Denn hier wird der stärkste aus den Lungen ausgestoßene Luftstrom zu Beginn einer Ausatmung gemessen. Er wird in Liter pro Minute angegeben.

auslösen können. Die Hitliste der auslösenden Allergene wird von der Hausstaubmilbe und den Katzenallergenen angeführt. Dicht darauf folgen die Pollen von Hasel und Birke sowie die Gräserpollen. So wird deutlich, dass aufgrund einer bestehenden Pollensensibilisierung, die oft mit so genannten Kreuzallergien auf Nahrungsmittel einhergeht, auch die tägliche Speiseplangestaltung eine Rolle für den Asthmapatienten spielen kann (siehe »Kreuzallergien« S. 120).

Neurodermitis

Die Neurodermitis ist eine chronisch entzündliche Hauterkrankung, die mit einem starken Juckreiz einhergeht, und deren Schübe sowohl durch innere als auch durch äußere Einflussfaktoren ausgelöst werden können. Die für die Neurodermitis charakteristischen Hautveränderungen zeichnen sich durch Schuppung, Rötung, Verdickung und Vergröberung der Haut aus. Die Haut ist trocken und ein meist quälender Juckreiz ist ständiger Begleiter. Aus der Aufstellung auf der folgenden Seite wird deutlich, dass Ernährung ein Einflussfaktor bei Neurodermitis sein kann, aber bei Weitem eben nicht der Einzige! Hier kommt es leider häufig zu einer starken Überbewertung. Meist zum Schaden einer normalen, ausgeglichenen Speiseplangestaltung. Wie insgesamt im Bereich Allergie, zählt auch bei Neurodermitis die klare Diagnostik.

Tragen Sie luftige Kleidung und waschen Sie jedes neue Kleidungsstück gründlich, bevor Sie es anziehen.

Trockene Haut und Juckreiz

Da das Hauptproblem bei Neurodermitispatienten die Hauttrockenheit ist, ist eine gute und sinnvolle Hautpflege notwendig. Dies sollte die erste Therapiemaßnahme sein. Meist ist es die Sinnvollste und Lohnenste. Besprechen Sie mit Ihrem behandelnden Hautarzt die für Sie sinnvolle Therapie und Hautpflege.

VIELE FAKTOREN
SPIELEN ZUSAMMEN

Ursachenforschung

Der oft unerträgliche Juckreiz und die ihn oft begleitenden Schlaf-
störungen können die Lebensqualität betroffener Kinder und deren
Eltern stark beeinträchtigen. Gerade aber weil es überwiegend keine
klaren Auslöser und daher auch keine einheitlichen Behandlungs-
konzepte gibt, wird verständlich, warum Betroffene häufig auch für
Außenseitermethoden zugänglich sind. Die Mehrzahl der Betroffenen zeigt zwar Zeichen einer Sensibilisierung gegen eine meist
breite Anzahl von Allergenen, aber welche Bedeutung diese Emp-
findsamkeiten haben, muss individuell nachgewiesen werden. Denn
der Nachweis solcher Antikörper ist nicht automatisch auch mit der
Notwendigkeit verbunden, dies Allergen zu meiden.

Die Teilnahme von
Patienten an Neuro-
dermitisschulungen
hat sich bewährt,
da sie ihre Krankheit
besser bewältigen
und auftretende
Schübe besser
managen können.

Häufige Auslöser bei Neurodermitis

Einflussfaktoren auf den Hautzustand:

▶ Allergene

▶ Chemische Reize (gechlortes Wasser, intensiv riechende Düfte)

▶ Hautkeime

▶ Hauttrockenheit

▶ Infektionen

▶ Klima
   > Wärme
   > Schwitzen
   > Wetter

▶ Kratzen

▶ Nahrungsmittel/Ernährung

▶ Physikalische Reize (scheuernde Wäsche)

▶ Psychische Faktoren (Stress)

▶ Umweltfaktoren

Tipps im Umgang mit einer Neurodermitis

Durch Schulungsmaßnahmen gelingt es häufig, betroffenen Patienten zu einer deutlich besseren Lebensqualität zu verhelfen. Dabei steht die Beratung für eine verbesserte Hautpflege meist im Vordergrund. Es wäre illusorisch, davon auszugehen, dass bei diesem Krankheitsbild nur ein Pflegeprodukt ausreichend wäre; meist kommen verschiedene Produkte zur Anwendung. Textilauswahl und eine so genannte Umfeldberatung sollten auch in jedem Einzelfall überprüft werden. Für ein besseres Krankheitsmanagement kann begleitend die Bearbeitung von psychischen Faktoren und Stress durch eine sinnvolle Therapie und das Erlernen von Entspannungsmethoden nützlich und hilfreich sein.

Ernährung als Therapie bei Neurodermitis?

Betroffene sehen häufig einen engen Zusammenhang zwischen ihrer Erkrankung und der Ernährung. Eine Sichtweise, die durch Laienratgeber und die Medien sehr oft gestützt wird, aber sich in keiner Weise überzeugend belegen lässt! Immer wieder werden umfangreiche Auslassdiäten in der Hoffnung auf Besserung oder sogar Heilung durchgeführt, die gerade im Säuglings- und Kleinkindalter zu schwerwiegenden Mangelerscheinungen und Entwicklungsstörungen führen können.

> Eine Mangelernährung im Kleinkindalter hat negativen Einfluss auf die körperliche und geistige Entwicklung des Kindes und späteren Erwachsenen.

Es gibt keine Neurodermitisdiät

Entgegen der weit verbreiteten Sichtweise, dass Neurodermitiker besser die Finger von bestimmten Lebensmitteln lassen, gibt es kein einziges Lebensmittel, das grundsätzlich ungeeignet für die tägliche Ernährung wäre, wenn man unter einer Neurodermitis leidet. Es ist ein Irrglaube, dass es »die Neurodermitisdiät« gibt! Bei zwei Drittel aller Kinder mit Neurodermitis ist keine Nahrungsmittelallergie festzustellen. Und tatsächlich Betroffene reagieren in der Regel nur auf ein oder zwei Lebensmittel. Im Säuglings- und Kleinkindalter handelt es sich häufiger um eine Allergie gegen Grundnahrungsmittel wie Hühnerei, Kuhmilch, Soja oder Weizen. Fast alle der betroffenen Kinder verlieren ihre Nahrungsmittelallergie aber wieder bis zum Schulalter, so dass Allergien auf Grundnahrungsmittel bei Jugendlichen und Erwachsenen sehr selten sind. Hieraus deutlich wird, dass eine entsprechend umfangreiche allergologische Diagnostik immer der einzig richtige Weg ist.

Wie findet man den Allergieauslöser?

Da Neurodermitiserkrankungen oft einen schwankenden Verlauf aufweisen und durch viele Faktoren beeinflusst werden, ist es wichtig, herauszufinden, ob ein Nahrungsmittel als verdächtiger Allergieauslöser in Frage kommt. Man möchte dabei erfahren, ob jeder neue Kontakt mit dem möglichen Auslöser immer wieder eine allergische Reaktion hervorruft (klinische Relevanz). Man bedient sich dabei einer Methode, bei der man den Körper mit möglichen Auslösern provoziert, d. h., Krankheitserscheinungen künstlich hervorruft. Dies geschieht mit einer so genannten doppelblinden, Placebo-kontrollierten Provokation (siehe S. 56). Beim eindeutigen Nachweis einer Nahrungsmittelallergie ist es gerade im Kindesalter sehr wichtig, mit einem ernährungstherapeutischen Berater einen Nahrungsplan für das Kind aufzustellen und konsequent einzuhalten, um eine ausreichende Bedarfsdeckung und ein normales Wachstum zu sichern. Aufgrund der guten Prognose einer Nahrungsmittelallergie im Kindesalter ist es sinnvoll, solche Provokationstests im Abstand von ein bis zwei Jahren zu wiederholen, damit wichtige Grundnahrungsmittel nicht zu lang gemieden werden und das Kind alle Nährstoffe für seine Entwicklung aufnimmt.

Geduld und Ausdauer sind zwei Faktoren, die ein Neurodermitispatient und sein soziales Umfeld benötigen.

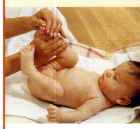

Regelmäßiges Eincremen hilft bei trockener und überempfindlicher Haut.

ALLERGISCH BEDINGTE BESCHWERDEN

Abklären, ob Kreuzreaktionen vorliegen

Je älter pollensensibilisierte Patienten werden, desto eher können sie auch auf Nahrungsmittel mit einer Veränderung ihres Hautzustandes reagieren. Man spricht in diesen Fällen von Kreuzreaktionen bzw. von pollenassoziierten Nahrungsmittelallergien (siehe S. 120ff.). Dieser Einflussfaktor wird noch etwas unterschätzt, da Kreuzreaktionen auf Nahrungsmittel auch dann auftreten können, wenn z. B. kein Heuschnupfen vorliegt. Werden jedoch bei einem Patienten deutlich erhöhte IgE-Antikörper auf Pollen wie Birke oder Beifuß nachgewiesen, ist das ein guter Grund, einen diagnostischen Auslassversuch durchzuführen. Man führt eine bestimmte diagnostische Diät, eine Eliminationskost, auch Auslassdiät genannt, durch. Dabei werden die entsprechenden pollenassoziierten Nahrungsmittel vom Speiseplan abgesetzt und der Arzt kann dann überprüfen, inwiefern der Verzehr kreuzreaktiver Lebensmittel den Hautzustand negativ beeinflusst.

Sind Pseudoallergien im Spiel?

Neben allergischen Mechanismen können in seltenen Fällen auch nicht allergische Reaktionen den Hautzustand beeinflussen (siehe S. 149 ff.). Allerdings handelt es sich hierbei in der Regel um mengenabhängige Reaktionen, die zu Ekzemverschlechterungen führen können. Meist lässt sich durch gute Beobachtung herausfinden, bei welchen Mengen erste Reaktionen auftreten, so dass ein Verzehr unterhalb dieses Schwellenwertes gut vertragen wird.

Der Name »Neurodermitis« leitet sich von den griechischen Wörtern »neuron« (Nerv), »derma« (Haut) und »itis« (Entzündung) ab. In der Fachsprache spricht man von »atopischem Ekzem« oder »atopischer Dermatitis«.

Neurodermitisschübe durch Zucker?

Die Befürchtung vieler Patienten mit Neurodermitis, dass raffinierter Zucker (Saccharose) eine Hautverschlechterung bewirken würde, hat sich in einer Studie an Kindern und Erwachsenen mit nachgewiesener Neurodermitis nicht bestätigt. Eine konsequente Meidung von

Zucker ist demnach nicht notwendig und schränkt Betroffene nur unnötig ein. Auch die Meidung von Zitrusfrüchten, Schweinefleisch, allen scharf gewürzten Speisen oder unreifem Obst entbehrt jeder Grundlage und sollte daher nicht unnötig zu einer Einschränkung führen. Pauschale Lebensmittelempfehlungen sind völlig fehl am Platze! Es gibt eben keine pauschalen »Neurodermitisdiäten«. Bevor umfangreiche Auslassversuche durchgeführt werden, sollte durch eine sorgfältige allergologische Diagnostik geklärt werden, ob Nahrungsmittelunverträglichkeiten im Einzelfall überhaupt eine Rolle spielen. Ein über mehrere Wochen geführtes Ernährungs- und Symptomtagebuch kann dabei eine große Hilfe leisten. Darin wird im Verlauf jedes Tages kontinuierlich aufgeschrieben, was verzehrt wird.

> Vorsicht vor vielen Pauschalempfehlungen. Jeder Fall ist einzigartig und bedarf einer eingehenden Prüfung.

Auslassdiäten als Chance?

Auslassdiäten ohne vorherige fundierte Diagnostik, wie sie von vielen Neurodermitikern durchgeführt werden und in der Laienpresse immer wieder beworben werden, bergen immer die Gefahr einer unausgewogenen Ernährung. Abgesehen von der Gefahr einer Mangelversorgung sollte man bedenken, dass umfangreiche Auslassdiäten die Lebensqualität sehr stark herabsetzen und den ohnehin häufig hohen Leidensdruck der Betroffenen noch zusätzlich erhöhen.

Ausgewogene Ernährung

Eine ausgewogene Ernährung sollte auch bei einer Neurodermitis immer angestrebt werden. Und bevor der alltäglichen Ernährung die Schuld an einem neuerlichen Neurodermitisschub gegeben wird, sollte fachkundiger Rat eines erfahrenen allergologisch geschulten Teams aus Arzt und Ernährungstherapeut eingeholt werden. Wenn die Erklärung für die Neurodermitis so einfach wäre, dann hätte sich diese Lösung schon lange durchgesetzt!

Viele Bausteine sind notwendig, um eine klare Aussage zu bekommen: Eigenbeobachtungen, Ernährungsprotokolle, Laboruntersuchungen, Hauttestverfahren, Diäten und Provokationen.

Diagnostik

Die Suche nach der Nadel im Heuhaufen

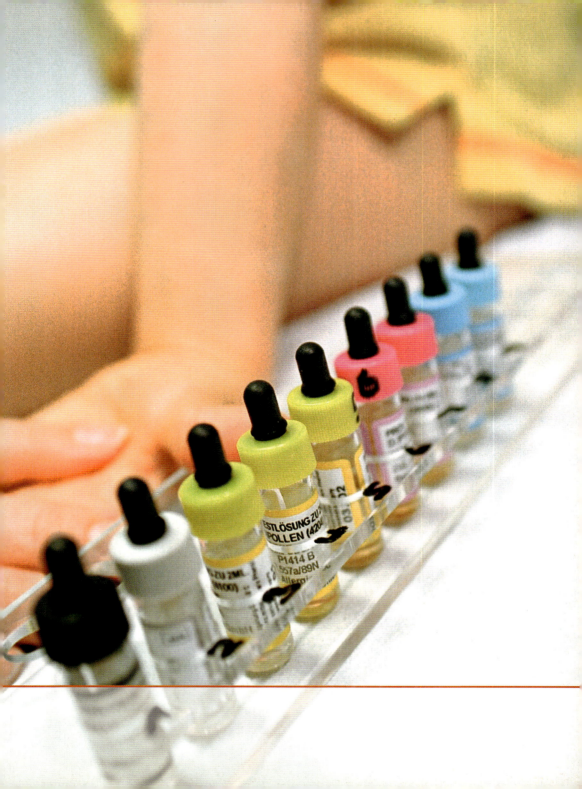

Wissen ermöglicht den Weg

Sie wissen jetzt, dass es allergische und nicht allergische Unverträglichkeitsreaktionen auf Lebensmittel gibt. Über Allergien haben Sie bereits etwas zur Entstehung, zum Mechanismus allergischer Reaktionen und zu typischen Krankheitsbildern, die mit Nahrungsmittelallergien in Verbindung gebracht werden, gelesen.

Schritt für Schritt

Aber wie findet man denn nun heraus, ob es sich bei den eigenen Beschwerden um eine allergische Reaktion auf ein Lebensmittel handelt? Im Gegensatz zu anderen Krankheiten, bei denen die Diagnostik durch eine spezifische Maßnahme (etwa Blutuntersuchung oder Ultraschall-Screening) sehr schnell und unkompliziert erfolgen kann, hat man es im allergologischen Bereich immer mit einer Nadel im Heuhaufen zu tun, besonders wenn es sich um Nahrungsmittelallergien handelt. In seltenen Fällen ist eine allergische Reaktion dann vielleicht auch noch von diversen Begleitumständen abhängig. So kann es sein, dass es nur zu Beschwerden kommt, wenn der Allergenverzehr zusammen mit Anstrengung erfolgt. Gerade bei den chronischen Erkrankungen Asthma und Neurodermitis ist es möglich, dass Symptome zwar durch den Genuss bestimmter Lebensmittel hervorgerufen werden können, aber auch vollkommen andere Einflussfaktoren als die tägliche Speiseplangestaltung das Beschwerdebild mit beeinflussen.

In diesem Kapitel geben wir Ihnen einen Überblick über die Grundpfeiler der Diagnostik und bewerten diese im Hinblick auf ihre Aussagekraft für die klinische Praxis.

Den ursächlichen Auslöser ermitteln

Letztendlich ist die Diagnostik bei Verdacht auf eine Nahrungsmittelallergie immer ein Zusammensetzen von Mosaiksteinchen, dessen Ergebnis ein vollständiges und eindeutiges Bild liefern sollte. Dabei ist

GEWISSENHAFTE
ANTWORTEN

auch das Herausarbeiten nicht notwendiger diätetischer Einschränkungen ein wichtiges Ziel, um emotionale Belastungen zu vermeiden
und um einer Mangel- oder Fehlernährung vorzubeugen.

Anamnese

Das ausführliche Erstgespräch mit dem Patienten liefert die wichtigsten Informationen bei der Suche nach einem Nahrungsmittelauslöser. Im heute üblichen Therapeutenalltag wird dieses wesentlichste
Instrument bei der Diagnostik von Nahrungsmittelallergien meist
durch ein zu kleines Zeitbudget und zu viel Nebensächliches torpediert.
Doch die Suche nach dem auslösenden Allergen gründet sich ganz
wesentlich auf eine sorgfältige Erhebung der Patientengeschichte.
Denn diese Anamnese beeinflusst und bestimmt die weiteren

Die Anamnese ist
die hohe Kunst
der Befragung des
Patienten. Sie ist das
»In-Worte-bringen«
von Vergangenem.
Sie soll die Vorge-
schichte erfassen
und die aktuellen
Befindlichkeiten in
Erfahrung bringen.

Grundstruktur einer Anamnese

Bei einer Anamnese werden folgende Angaben aufgenommen:

▸ Persönliche Daten

▸ Familienanamnese

▸ Vor-/Begleiterkrankungen

▸ Medikamente (auch die freiverkäuflichen!)

▸ Vorausgegangene Untersuchungen

▸ Art der Beschwerden

▸ Zeitpunkt der Beschwerden

▸ Bezug zu bestimmten Örtlichkeiten/Tätigkeiten
  (sportliche Aktivität o. ä.)

▸ Haustiere

▸ Nahrungsmittel

DIAGNOSTIK

Je dicker die Pfeile in der Graphik, desto größer ist die Wahrscheinlichkeit, an einer Allergie oder Unverträglichkeit im jeweiligen Alter zu leiden.

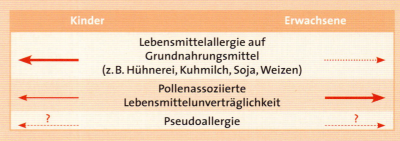

Mögliche Beschwerden im Laufe eines Lebens

Die Diagnostik allergischer Erkrankungen hat immer zum Ziel, die ursächlichen Auslöser (= Allergene) zu ermitteln und sie den Beschwerden klinischer Krankheitsbilder zuzuordnen. Nur dann kann eine sinnvolle Therapie durchgeführt werden.

diagnostischen Maßnahmen. Alle heute möglichen technischen Verfahren können das Erheben der Anamnese nicht ersetzen oder ablösen.

Angaben zur Person

Die allergologische Anamnese wird in den meisten Fällen mit Hilfe eines Allergiefragebogens durchgeführt. An Hand der (möglichst genauen) Angaben des Patienten kann der Arzt bereits wertvolle Rückschlüsse auf die Erkrankung ziehen, die für den weiteren Fortgang der Diagnostik wichtig sind. Fragebögen zur Selbstbeobachtung oder ein Symptom- und Ernährungsprotokoll (siehe S. 48) ersetzen aber nicht das persönliche Gespräch. Dabei werden Zusammenhänge erfragt, um aus allen verfügbaren Informationen ein hilfreiches allergologisches Testprogramm und Hinweise für den möglichen Auslöser zusammenzustellen. So kann das Alter des Patienten beispielsweise etwas über die Wahrscheinlichkeit der auslösenden Verursacher und der möglichen Symptomatik aussagen. Auch der Beschwerdezeitpunkt im Jahresverlauf gibt Hinweise auf mögliche inhalative (durch die Nase aufzunehmende) Auslöser.

Je genauer die Angaben, desto besser

Das Einkreisen in Richtung Nahrungsmittel erfordert das umfassende Wissen über Zusammensetzung und mögliche technologische Einflussfaktoren bei der Herstellung von Lebensmitteln. Insbesondere das Wissen über die Verschiedenartigkeit möglicher Auslösemechanismen, über mögliche Schubfaktoren und deren Zusammenspiel ist für jedes Patientengespräch über Nahrungsmittelunverträglichkeiten zwingende Voraussetzung. Aber auch allgemeine Fragen zur üblichen Ernährungssituation, zu verzehrten Flüssigkeiten, deren Verteilung über den Tag, Vorlieben oder mögliche Vermeidungsstrategien bezüglich bestimmter Lebensmittelgruppen ergänzen das erste Anamnesegespräch.

> Die Anamnese bildet den Grundpfeiler der weiteren Diagnostik.

Erweiterte Anamnese bei Nahrungsmittelunverträglichkeiten

Mit folgenden Fragen können Sie im Rahmen einer allergologischen Anamnese zusätzlich zu den bereits angeführten Fragen rechnen:

▸ Unter welchen Beschwerden leiden Sie und wie oft sind diese bereits aufgetreten?

▸ Welche sind die Hauptbeschwerden?

▸ Wann treten die Beschwerden auf?

▸ In welchem Alter traten sie zum ersten Mal auf?

▸ Wurde bereits ein Allergietest durchgeführt?

▸ Hat die Zubereitung des Lebensmittels Einfluss auf mögliche Reaktionen (gekocht oder roh, gewürzt, gelagert, ...)?

▸ Gibt es »Nicht-Nahrungsmittel-Einflussfaktoren«, welche die Reaktion verschlimmern oder verbessern (Sport/Pollenzeit/Urlaub)?

Hauttests

Untersuchungen der Haut sind nach der Anamnese der nächste Schritt auf der Suche nach den Auslösern. Die Durchführung von Hauttests dient der Bestätigung von Verdachtsmomenten, die sich durch die Anamnese ergeben haben. Denn nur durch die Auswertung der Krankengeschichte kann ein sinnvolles Hauttestprogramm zusammengestellt werden. Zudem ist ein Hauttest nur dann empfehlenswert, wenn eine allergische Empfindsamkeit vermutet bzw. eindeutig ausgeschlossen werden soll. Die Suche ist von Erfolg gekrönt, wenn es sich um eine allergische Reaktion handelt, also IgE-Antikörper aufgespürt werden konnten. Unverträglichkeiten auf Zusatzstoffe oder Enzymdefekte bzw. Transportstörungen im Kohlenhydrathaushalt bleiben allerdings unbemerkt.

Herausfordern, um zu testen

Letztlich sind Hauttests nichts anderes als »Provokationen« mit natürlichen bzw. künstlich hergestellten Extrakten. Diese Art Test sollte frühestens zwei Wochen nach einer anaphylaktischen Reaktion durchgeführt werden, da die Antikörperbildung diese Zeit dauern kann und so falsch negative Ergebnisse vermieden werden. Bei einer sehr hohen Sensibilisierung kann es auch bei korrekter Durchführung der Hautuntersuchung zu verstärkten und möglicherweise auch bedrohlichen Reaktionen des Organismus kommen. Dies macht deutlich, dass Hauttests eine allergologisch-fachkundige Vorbereitung, Durchführung und vor allem Auswertung benötigen. Mit einem Hauttest gelingt die schnelle und kostengünstige Fahndung nach den allergischen Verursachern. Die Sensitivität von Hauttests für inhalative Allergene (also jene, die man über die Luft aufnimmt), z. B. Birken- oder Beifußpollen, ist groß.

Von falsch negativen Ergebnissen spricht man, wenn ein diagnostischer Test negativ ausfällt, obwohl der Körper tatsächlich Antikörper bildet.

Allergenaufbereitung

Um die Haut zu testen, werden je nach Verfahren Lebensmittel-allergene als natürliche Substanzen (Milch, Obst, Gewürze) oder als kommerzielle Extrakte unter oder auf die Haut gebracht. Man spricht in diesem Zusammenhang von perkutanen und epikutanen Tests (siehe Kasten unten). Bei allen perkutanen Hauttests wird zur besseren Auswertung und Interpretation der Testergebnisse eine Positivkontrolle mit Histamin und eine Negativkontrolle mit einer isotonischen Kochsalzlösung mitgetestet. Bei der Verwendung von natürlichen Substanzen ist zu beachten, dass einige Lebensmittel wie Tomaten oder Erdbeeren natürlicherweise Histamin freisetzen (siehe S. 148) und so positive Ergebnisse vortäuschen können. Eine positive Testreaktion äußert sich als Quaddel auf der Haut.

Aussagekraft der Hauttests

Folgende Faktoren beeinflussen die Aussagekraft der Hauttests:
▶ die Art des Allergens (z.B. Nuss, grüner Apfel)
▶ die Aufbereitung des Allergens (Extrakt oder Lebensmittel)
▶ wie stark der Patient auf das Allergen reagiert (Quaddelgröße)
▶ der Art der vermuteten allergischen Reaktion (z.B. Nesselsucht oder Neurodermitis).

Das Mitführen der Positiv- und Negativkontrolle ist Grundlage einer vernünftigen Test-aussage.

Hauttests

Perkutan »durch die Haut«	Epikutan »auf der Haut«
▶ Prick-Test	▶ Reib-Test
▶ Prick-zu-Prick-Test	▶ Atopie-Patch-Test
▶ Intrakutan-Test	▶ Epikutan-Test
▶ Scratch-Test	

Tröpfchen für Tröpfchen: Prick-Test

Das zur Zeit gebräuchlichste und in den allergologischen Leitlinien empfohlene diagnostische Instrument ist der so genannte Prick-Test. Für diesen Test wird ein Tropfen eines künstlich hergestellten Allergenextrakts auf die Hautoberfläche aufgetragen. In der Regel geschieht dies am Unterarm. Mit einer kleinen Einstechnadel (Prick-lanzette) wird dann eine kleine Menge der Allergenlösung unter die obersten Hautschichten gebracht. Dadurch wird eine auf den Testort beschränkte allergische Reaktion provoziert. Die Ablesung erfolgt nach 20 Minuten, nur bei sehr starken Testreaktionen wird die Allergenlösung sofort abgetupft. Im Falle einer positiven Reaktion wird sich eine Hautquaddel bilden, die in ihrer Größe unterschiedlich ausfallen kann. Dieser Test dient dem Nachweis einer Sensibilisierung auf ein bestimmtes Allergen (d.h., er zeigt, dass sich IgE-Antikörper gebildet haben) und liefert einen Hinweis für den möglichen Auslöser einer Soforttypreaktion. Ein Nachteil dieses Tests besteht darin, dass viele Nahrungsmittelallergene sehr instabil sind und deshalb die Nahrungsmittelextrakte häufig falsch negative Ergebnisse zeigen, d.h., eine allergische Reaktion nicht erkannt wird. Daher ist die Auswertung des Tests nur im Zusammenhang mit der Krankengeschichte möglich und zuweilen auch andere Hauttestverfahren ergänzend notwendig.

> Der Prick-Test weist eine Sensibilisierung (Vorhandensein von IgE-Antikörper) nach. Er ist kein Beweis für eine Allergie.

Natürliches Allergen auf die Haut: Prick-zu-Prick-Test

Dieser Test ist eine Modifikation des Prick-Tests. Er wird mit nativen, also natürlichen Lebensmitteln und nicht mit künstlichen Extrakten durchgeführt. Allergengehalte in Lebensmitteln sind mitunter aufgrund von Sortenunterschieden, aber auch durch Verarbeitungsprozesse zu beeinflussen. Bei der Verwendung von natürlichen Lebensmitteln geht man diesen möglichen allergenreduzierenden

Vorgängen wie Temperatur, Luft und Lagerung aus dem Weg, indem man mit einer Pricklanzette erst in das Lebensmittel und danach die Haut prickt. Durch diesen Stich in das Rohmaterial bleibt genügend Allergen an der Pricklanzette haften, so dass dieser Test als zuverlässiger Bestätigungs- bzw. als Suchtest dienen kann. Er wird auch eingesetzt, wenn ein ganz bestimmtes Lebensmittel verdächtigt wird, bei dem das verdächtige Allergen nicht in kommerziellen Lösungen zur Verfügung steht.

Mit der kleinen Spritze: Intrakutan-Test

Wenn trotz einer klaren Anamnese der Prick-Test unauffällig verläuft, kann es sinnvoll sein, einen Intrakutan-Test durchzuführen. Bei diesem Test wird das Allergen mit einer kleinen Spritze in die Haut injiziert, so dass es zu einer kleinen Quaddel kommt. Die Intrakutan-Testung erfolgt am Rücken oder an den Unterseiten der Unterarme. Der Patient sitzt dabei mit leicht gebeugtem Oberkörper und geneigtem Kopf vor dem Testarzt. Die Ablesung der Reaktionen erfolgt – wie bei den Prick-Tests – nach 15 bis 20 Minuten. Doch Vorsicht! Insbesondere bei Schimmelpilzen, Arzneimitteln – aber auch bei Lebensmitteln – kommt es nicht selten zu falsch positiven Reaktionen.

> Hilfreich ist der Intrakutan-Test in Einzelfällen dann, wenn sich ein begründeter Verdacht aufgrund der Anamnese durch den Prick-Test nicht bestätigen lässt.

Ritzend zum Erfolg: Der Scratch-Test (Ritz-Test)

Dieses Testverfahren wird durch oberflächliches Einritzen der Haut, ohne dass sie blutet, vorbereitet. Danach erfolgt das Auflegen des allergenen Materials, um eine Soforttypreaktion auszulösen. Auch mit diesem Test besteht die Möglichkeit, die natürlichen Allergene von Lebensmitteln besser zu erfassen. Allerdings fehlt die Standardisierung und er lässt sich nicht genau wiederholen. So bleibt er in der Praxis meist den Spezialfällen überlassen. Er findet vor allem dann seine Anwendung, wenn die Anamnese nicht deutlich mit den bisher erfolgten Testverfahren übereinstimmt und die Reaktion auf ein natives Lebensmittel als Verursacher nachgewiesen werden soll. Bezüglich der möglichen Nebenwirkungen muss an überschießende bis hin zu Kreislaufreaktionen gedacht werden.

Reibend zum Nachweis: Der Reib-Test

Sofern eine hochgradige Sensibilisierung gegen ein natives Allergen vermutet wird, ist dieser Test die richtige Wahl. Er ist zwar nicht zum Ausschluss einer Sensibilisierung geeignet, weil er eine zu geringe Nachweisempfindlichkeit zeigt, dient aber vor allem als Bestätigungstest. Natürliche Substanzen (Lebensmittel, Tierhaare, Federn) werden unter mäßigem Druck auf den Innenseiten der Unterarme gerieben. Als Kontrolle wird auch wieder eine Kochsalzlösung mit aufgerieben. Die Ablesung erfolgt wie gewohnt nach 20 Minuten Einwirkzeit.

Überwiegend für Forschungszwecke: Atopie-Patch-Test (APT)

Beim Atopie-Patch-Test (APT) werden die Lebensmittel oder andere Allergene mittels Pflaster auf die Haut geklebt und maximal über 48 Stunden dort belassen. Die Ablesung findet nach 48 und 72 Stunden statt. Dieser Test zeigt, ob mögliche Spättypreaktionen auf das Allergen bestehen könnten. Der APT befindet sich derzeit noch im »Versuchsstadium«. Welche Ergebnisse er bringen wird, bleibt abzuwarten. Zurzeit wird er vor allem zu Forschungszwecken eingesetzt.

Nachweis über Hautkontakt: Epikutan-Test

Der Epikutan-Test ist ein standardisiertes Testverfahren, um Kontaktallergene nachzuweisen. Hier werden ebenfalls die Allergene oder verdächtigen Substanzen mit einem Pflaster auf die Haut geklebt und dort 48 Stunden belassen. Abgelesen wird nach 48 und 72 Stun-

Die Hautpflaster, die bei einem Epikutan-Test auf den Rücken geklebt werden, sind verhältnismäßig groß. Auf ihnen sind mehrere Substanzen in ausreichendem Abstand voneinander aufgetragen.

ES WIRD ALLES VERSUCHT

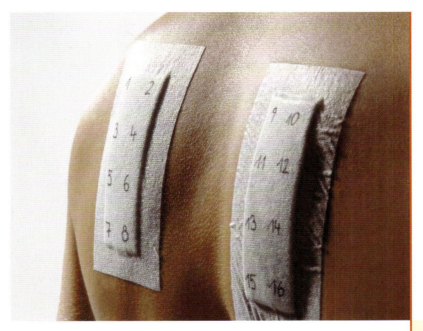

Jede Zahl steht für ein anderes Allergen. Positive Reaktionen äußern sich dann als Hautreaktion.

den. Bei Verdacht auf Nahrungsmittelallergie hat dieser Test keine Aussagekraft, da hier Kontaktallergien nachgewiesen werden. In seltenen Ausnahmefällen muss bei einer extrem starken Sensibilisierung auf Nickel auch auf Lebensmittel verzichtet werden, die Nickel enthalten, z. B. Hering und Vollkornprodukte. Bei entsprechendem Verdacht (z. B. bei chronischen Handekzemen) wird die Aufnahme von Nickel über die Nahrung für vier Wochen stark reduziert. Bessern sich bestehende Symptome in dieser Zeit, wird Nickel im Anschluss an die diagnostische Diät oral provoziert, d. h., in einer standardisierten Menge (Kapselform) über den Mund aufgenommen. Nur über eine Nickelprovokation nach Auslassdiät kann gesichert werden, dass oral aufgenommenes Nickel individuell Reaktionen auslöst. Die individuelle Toleranzschwelle wird dann über einen Kostaufbau ermittelt.

Zuweilen ist Nickel auch in Kochgeschirr enthalten. Schmuck und Münzen können ebenso Spuren von Nickel aufweisen.

Labormethoden

Unter Labormethoden werden die so genannten In-vitro-Tests zusammengefasst. Hierfür wird meist Blut oder andere Körperflüssigkeiten, wie etwa der Urin des Patienten, näher untersucht.

Das Blut als Untersuchungsmaterial

Im allergologischen Suchprozess verwendet man das Blut und hält mit diesen Tests Ausschau nach Antikörpern oder entsprechend sensibilisierten Zellen. In den Leitlinien der allergologischen Fachgesellschaften wird der Nachweis von spezifischen IgE-Antikörpern als ein unverzichtbarer Bestandteil der allergologischen Stufendiagnostik genannt. Denn allergische Erkrankungen des Soforttyps sind durch das Auftreten messbarer Konzentrationen von allergenspezifischen IgE-Antikörpern charakterisiert.

> Das Blut ist ein wichtiges Transportmittel im Körper, denn sein Kreislaufsystem erreicht alle Organe und versorgt sie mit lebensnotwendigen Stoffen.

Gesamt-IgE

Zum einen wird die Gesamtmenge der im Blut zirkulierenden IgE-Antikörper bestimmt. Diese rein quantitative Bestimmung der IgE-Antikörper ist ein Hilfsmittel, um dem allergologisch tätigen Arzt bei der Suche nach dem letztlich auslösenden Allergen zu helfen. Dieser Bestimmung kommt nur orientierende Bedeutung zu. Werte über 100 kU/l (bei Erwachsenen) können als erhöht angesehen werden und sollten den Suchprozess verstärken. Zusätzlich kann der Gesamt-IgE-Wert dazu dienen, die spezifischen IgE-Werte der einzelnen Allergene besser einzuschätzen. Keinesfalls aber lässt sich aus der Höhe der Werte eine klinische Relevanz der möglichen Allergene ableiten. Denn das Gesamt-IgE kann nicht nur bei Allergien, sondern auch bei anderen Krankheiten erhöht sein. Es ist daher nur im Zusammenhang mit der Bestimmung von spezifischen IgE sinnvoll.

WISSENSCHAFTLICH
HINTERFRAGEN

Spezifisches IgE

Eine weitere wichtige Fahndungsaufgabe bei der Suche nach dem Übeltäter ist der Versuch, das spezifische IgE für ein verdächtiges Nahrungsmittel herauszuarbeiten. Hierfür sind die Krankenge- schichte und der Hauttest richtungsweisend. Das spezifische IgE gibt Auskunft darüber, ob gegen ein bestimmtes Allergen schon eine Empfindsamkeit im Sinne einer IgE-vermittelten Reaktion bestehen könnte. Es werden verschiedene Testmethoden und Auswertungen von unterschiedlichen Herstellern angeboten, die leider nicht alle miteinander vergleichbar sind. Meist werden die Ergebnisse der Serum-IgE-Bestimmungen quantitativ – je nach Auswertungsmetho- de – in bis zu sechs Klassen bewertet. Klasse 1 wird meist als gering-

IgE bedeutet Immunglobulin E. Die Höhe des Wertes gibt einen Anhalt in Richtung Grad der Sensibilisierung. Je kleiner er ist, desto unwahrscheinlicher ist eine Allergie.

Gesamt-IgE bei Kindern (altersabhängig)

Alter	Normbereich
Nabelschnurblut	bis 0,70 kU/l
0 – 0,5 Jahre	bis 2,75 kU/l
0,5 – 2 Jahre	bis 3,75 kU/l
2 – 5 Jahre	bis 16,0 kU/l
5 – 8 Jahre	bis 26,2 kU/l
8 – 12 Jahre	bis 34,6 kU/l

Gesamt-IgE bei Erwachsenen

Gesamt IgE-Spiegel	Beurteilung
< 20 kU/l	Allergie unwahrscheinlich
20 – 100 kU/l	Allergie möglich
> 100 kU/l	Allergie wahrscheinlich

gradige Erhöhung bewertet, ab Klasse 3 kann man in der Regel von einer signifikanten Erhöhung spezifischer IgE-Antikörper ausgehen. Viel aussagekräftiger ist aber der tatsächliche Wert des spezifischen IgEs – insbesondere, wenn man diesen in Bezug zum Gesamt-IgE setzt. Auch ist zu beachten, dass die Ergebnisse von verschiedenen Ärzten (und damit meist auch verschiedenen Laborauswertungen aufgrund unterschiedlicher Anbieter) nur bedingt miteinander vergleichbar sind.

Falsch positiv = positives Testergebnis, obwohl das Lebensmittel vertragen wird. Falsch negativ = negatives Testergebnis, obwohl das Lebensmittel nicht vertragen wird.

Spezifisches IgE mit klarer Aussage

Bei Jugendlichen und Erwachsenen ist die Bestimmung der spezifischen IgE-Antikörper zur Differentialdiagnostik etabliert. Bei den Inhalationsallergenen beträgt die Übereinstimmung der Ergebnisse

Vorteile von Labormethoden

Mit dem Bluttest werden die zirkulierenden IgE-Antikörper erfasst. Zwar liefert dieses Testverfahren auch »falsch positive« und »falsch negative« Ergebnisse. Trotzdem gibt es viele Gründe, eine Messung des spezifischen IgEs im Blut vorzunehmen:

▸ Blutabnahme des Patienten ist meist weniger belastend als der Hauttest (besonders bei Kindern und Säuglingen).

▸ Durchführung ist auch möglich, wenn Hauttestung, z. B. aufgrund eines Ekzemschubs, nicht durchführbar ist.

▸ Bluttest ist weitestgehend unabhängig von der Medikamenteneinnahme (Pharmakotherapie: Antihistaminika, Immunsuppressiva, Cortison).

▸ Bluttests sind hilfreich, wenn Anamnese und Hauttests nicht miteinander korrelieren.

▸ Wenn eine hohe Sensibilisierung vermutet wird, sind Bluttests ungefährlicher als Hauttests.

des spezifischen IgE und des Hauttests etwa 91 Prozent. Die Aussa-gekraft des Nachweises von spezifischen IgE-Antikörper auf Nah-rungsmittel liegt dagegen leider wesentlich niedriger. Einerseits ist die Empfindsamkeit der pflanzlichen Nahrungsallergene durch die Allergeninstabilität sehr unterschiedlich, andererseits sind positive Antikörperwerte durch so genannte Kreuzreaktionen nicht immer für den Patienten relevant. Es ist seit langem bekannt, dass der Nachweis von spezifischem IgE allein noch nichts über die aktuelle klinische Relevanz der Nahrungsmittelallergie aussagt. Da Nahrungsmittel-allergien in den ersten Lebensjahren vorrangig bei Grundnahrungs-mittel auftreten, hat man versucht, anhand der Höhe des spezifischen IgE eine Vorhersage in Richtung einer klinischen Relevanz zu treffen. Leider sind so ermittelte Grenzwerte in der Regel für den Praxisalltag unbrauchbar. Sie scheinen sehr altersabhängig zu sein und müssen im Einzelfall immer angepasst werden.

> Von klinischer Rele-vanz ist die Rede, wenn jeder neue Kontakt mit dem möglichen Allergie-auslöser immer wie-der eine allergische Reaktion hervorruft.

Nur im Verbund zu betrachten

Insgesamt zeigen alle Untersuchungen, dass die IgE-Auswertungen immer nur im Zusammenhang mit der Anamnese, dem Hauttest und den Symptom- und Ernährungsprotokollen eine zuverlässige Diagnostik ermöglichen. Gerade im frühen Kindesalter sollten auf-grund der guten Prognose von Nahrungsmittelallergien regelmäßige Nachkontrollen stattfinden, um zeitlich zu lange Verbote für ein Grundnahrungsmittel wirkungsvoll zu vermeiden. Dabei kann die Verlaufskontrolle des spezifischen IgEs eine bedingte Rolle spielen.

Spezifisches IgE ohne klare Aussage

In einigen Fällen können IgE-Antikörper auch bestimmte Kohlen-hydratstrukturen von einzelnen Allergenen in verschiedenen Gemü-searten, Früchten oder Samen »erkennen« und Kreuzreaktionen

DIAGNOSTIK

hervorrufen. Die Fachsprache nennt sie kreuzreagierende Kohlenhydratseitenketten (CCD-Antikörper). CCD steht für den englischen Begriff Cross-reaction Carbohydrat Determinants. Diese Allergene lösen in der Regel keine Beschwerden aus. Wenn sich aber auffällig viele Sensibilisierungen im Sinne einzelner IgE-Erhöhungen zeigen, die nicht zur Anamnese passen, sollte auch an diese Konstellationen gedacht werden. Man geht davon aus, dass dies bei Patienten mit gleichzeitiger Pollenallergie häufiger vorkommt. Der Nachweis von umfangreichen unklaren positiven spezifischen IgE-Antikörpern, insbesondere bei Pollenallergiepatienten, sollte daher immer kritisch hinsichtlich Anamnese und Hauttestung kontrolliert werden. Die Überprüfung im Rahmen einer Provokation verschafft hier Sicherheit. Vor allem aber darf aus diesen Testungsergebnissen nicht die häufig noch übliche »kein frisches Obst«-Empfehlung gegeben werden.

> Allergologen sind wie Detektive. Sie müssen alles bedenken, Aussagen gegenüberstellen und kritisch hinterfragen.

Keine Testverfahren für Pseudoallergien

IgE-Testungen und Hauttests haben bei dem Verdacht auf eine pseudoallergische Reaktion (Pseudoallergie) keine Relevanz. Pseudoallergien sind keine immunologischen Reaktionen (siehe S. 150). Somit ist eben auch keine Sensibilisierung möglich und die Suche nach Gedächtniszellen, also nach spezifischen IgE-Antikörpern wird immer erfolglos sein. Nur um auszuschließen, dass der Patient nicht auch zusätzlich eine IgE-vermittelte Allergie hat, sind die Tests sinnvoll.

Achtung!

Mit IgG-Tests sind nach derzeitigem Erkenntnisstand Allergien nicht feststellbar! Auf keinen Fall sollten Sie daher Ernährungsempfehlungen aufgrund eines solchen Tests durchführen!

Allergologenverbände warnen

In den letzten Jahren wird zunehmend Werbung für Tests auf spezifisches Immunglobulin G (IgG) zum Nachweis von Nahrungsmittelallergien oder Nahrungsmittelunverträglichkeiten gemacht. Der Ärzteverband Deutscher Allergologen (ÄDA) und die Deutsche Gesellschaft für Allergologie und klinische Immunologie (DGAKI) warnen davor, sich auf die Ergebnisse dieser kostenpflichtigen Tests auf IgG oder IgG4 zu verlassen: Trotz dieser erfolgten Warnungen nehmen die Absatzzahlen und damit die Zahl verunsicherter Patienten durch solche Tests leider stetig zu. Im Gegensatz zur Untersuchung von spezifischen IgE-Antikörpern lassen sich mit IgG-Tests keine Allergieauslöser nachweisen. Untersuchungen haben gezeigt, dass IgG- und IgG4-Antikörper auch bei gesunden Kontrollpersonen nachgewiesen werden können. Häufig verlängert das Vertrauen auf die Ergebnisse dieser fragwürdigen Tests und die damit verbundene Ernährungsempfehlung, angeblich allergieauslösende Nahrungsmittel zu meiden, sogar das Leiden der Betroffenen.

Rückschlüsse können fehlerhaft sein

Blutuntersuchungen auf spezifisches IgG zeigen keine Krankheit an, sondern spiegeln nur die ganz normale Auseinandersetzung des Immunsystems mit bestimmten Substanzen wider. So sind bei jemandem, der viel Milch trinkt, ganz natürlich auch viele spezifische IgG-Antikörper gegen Milch im Blut nachweisbar und ein IgG-Test würde positiv ausfallen, obwohl keine Allergie auf Milcheiweiß vorliegt. Auch zeigen IgG-Antikörper auf Mumps nicht an, dass der Patient aktuell Mumps hat, sondern nur, dass sich sein Körper damit auseinandergesetzt hat. Daraus wird deutlich, dass Tests auf IgG zur Abklärung von Nahrungsmittelallergien oder Nahrungsmittelunverträglichkeiten wirklich keinen Sinn machen!

Die häufige Überbewertung der Nahrung als Hauptverursacher möglicher Beschwerden findet in der deutlichen Zunahme der angebotenen IgG-Tests ihren derzeitigen Höhepunkt. Allerdings lässt sich hieraus auch ableiten, wie schwierig und langwierig das Aufspüren eines Nahrungsmittelallergens manchmal sein kann.

Ernährungs- und Symptomprotokolle

Ernährungs- und Symptomprotokolle sind ein unentbehrliches Instrument welches die Suche nach Auslösern unterstützt bzw. erst sichtbar macht. Ein solches zeigt als Aufzeichnung der verzehrten Getränke und Speisen über drei bis sieben Tage häufig Indizien über mögliche versteckte Allergene nach einem bewährten Schema. Gelingt es dem Patienten, ein solches Protokoll kontinuierlich zu führen, kann es die Detektivarbeit nach dem möglichen Nahrungsmittelauslöser wirkungsvoll unterstützen. Den Therapeuten gibt es zudem Hinweise auf die individuellen Vorlieben, auf die Mahlzeitenstruktur, die etwa aufgrund der Arbeitssituation eingehalten werden muss. Die häufige Sorge der Patienten, solche Protokolle dienen der Bewertung »zu viel Süßes« oder »zu fett«, sind bei der Suche nach Nahrungsmittelauslösern völlig unbegründet.

> Ernährungs- und Symptomprotokolle zeigen sowohl das Ess- und Trinkverhalten als auch mögliche Befindlichkeiten auf.

Protokoll für Neurodermitis-Patienten

Ebenso hilfreich kann ein Protokoll sein, das neben den Ernährungssymptomen auch darüber hinausgehende Informationen auflistet. Gerade bei Neurodermitis-Patienten ist neben der Ernährung auch die Erfassung des Pflegeregimes (welche Creme wann und wo?), spezielle Tagesereignisse, Wettereinflüsse, sportliche Aktivitäten etc. für die Suche nach den Auslösern sinnvoll.

Protokoll für Asthmatiker

Werden in der Hauptsache »Luftbeschwerden« im Sinne eines Asthmas erwartet, so ist neben dem Ernährungsprotokoll auch das Führen eines Peak-Flow-Tagebuches sinnvoll. Die Peak-Flow-Meter-Kurve ist die »Fieberkurve« des Asthmatikers. Das Führen eines Peak-Flow-Tagebuches ist ein Selbstkontrollinstrument für die Asthma-

PROTOKOLLE
GEBEN AUSKUNFT

Ernährungs- und Symptomprotokoll

Datum / Uhrzeit	Menge	Getränke / Speisen	Befindlichkeiten / Symptome (Juckreiz, Luftnot, …)
1.4.			
6:30	1 Tasse	Kaffee mit viel Milch	Asthmaspray
	1 Scheibe	Knäckebrot mit Sesam	Husten
	1 Scheibe	Leerdamer	
	1 EL	Speisequark 20% Fett	
9:15			Rumoren im Bauch
10:00	1 große	Birne	pelzige Zunge
…			

Je genauer die Protokolle geführt werden, desto besser ist es. Deshalb empfiehlt es sich, alles im Verlauf des Tages und nicht erst am späten Abend aufzuschreiben.

Neurodermitisprotokoll

	Mo	Di	Mi	Do	Fr	Sa	So
Juckreiz (Tag)							
Juckreiz (Nacht)							
Hautzustand							
Weitere Beschwerden							
Wetter							
Tierkontakte							
Besondere Ereignisse							
Basis-Hautpflege							
Weitere Medikamente							
Nahrungsmittel							

DIAGNOSTIK

Peak-Flow-Protokolle für Asthmatiker zeigen den im Tagesverlauf maximalen Atemstrom bei der Ausatmung, gemessen in Liter pro Minute.

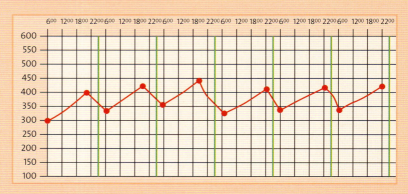

Ein Peak-Flow-Messgerät ist auf Seite 23 abgebildet. Die mit ihm ermittelten Werte werden in das Protokoll für Asthmatiker eingetragen.

patienten, welches sie unabhängig vom Arzt zu Hause eigenständig durchführen können. Es dient als Verlaufskontrolle und kann auch Aufschluss über mögliche Einflussfaktoren und Auslöser geben.

Allergologische Diäten

Das Kernstück, um sich den möglichen allergischen Nahrungsmittelauslösern zu nähern, sind neben der Anamnese die allergologischen Diäten. Keinesfalls sollten irgendwelche Pauschalempfehlungen zu einer Ernährungsumstellung führen! Immer noch kommen Patienten in die ernährungstherapeutische Beratung und haben aus Vorsicht, auf Anweisung eines Therapeuten oder eben einfach aus Unsicherheit »alles frische Obst« weggelassen, weil der Apfel zu einem bedrohlichen Kratzen im Hals geführt hat ... Die heute üblichen diagnostischen Verfahren erlauben ein weitmöglichstes Eingrenzen des allergischen Auslösers. Gute allergologische Beratung in Bezug auf

VERSCHIEDENE ANSÄTZE

Nahrungsmittel heißt heute: »So viel erlaubt wie möglich, und nur so viel weglassen wie nötig!« Dabei werden drei verschiedene Ansätze unterschieden, wie im unten stehenden Kasten zu sehen ist.

Präventive Diät

Bei dieser »Diät« geht es um die vorbeugende diätetische Führung von Patienten. Dies betrifft nur Säuglinge und Kleinkinder. Hier haben neuere Daten belegt, dass bestimmte Lebensmittel in Abhängigkeit von dem allergischen Risiko, welches die Kinder von ihrer Mutter und ihrem Vater »mitbekommen«, eine höhere oder eine niedrigere allergische Reaktionswahrscheinlichkeit haben können.

Auf dem Weg zum Ziel: Diagnostische Diät

Die diagnostische Diät schließt sich nach der Anamnese sowie der erfolgten Haut- und Labordiagnostik an, sofern Nahrungsmittel als Auslöser vermutet werden. Sie ist zentraler Bestandteil einer diffe-

Lesen Sie mehr über Allergieprävention in dem Abschnitt »Im Kindesalter« ab Seite 112 in diesem Buch.

Allergologische Diäten

Präventive Diät
Vorbeugende Diät für Säuglinge und Kleinkinder

Diagnostische Diät
Prüft, ob eine Lebensmittelunverträglichkeit vorliegt bzw. ob ein verdächtiges Allergen immer wieder zu Symptomen führt (klinische Relevanz)

Therapeutische Kost
Steht dann ein spezifischer Inhaltsstoff als Beschwerdeauslöser fest, kann man konkrete Ernährungsempfehlungen in die Tat umsetzen

DIAGNOSTIK

renzierten allergologischen Nahrungsmitteldiagnostik. Das Zusammenführen von Auswertungsergebnissen aus Haut- und Labordaten muss bei dem Verdacht einer Nahrungsmittelallergie zu einer Auslass- oder Eliminationsdiät führen. An deren Ende steht eine Aussage über die klinische Relevanz des verdächtigen Allergens. D. h., mit diesem diätetischen Verfahren wird überprüft, ob der Verdacht, der sich gegen ein bestimmtes Nahrungsmittel richtet, nachvollziehbar und begründet ist und ob es wirklich notwendig ist, dieses spezielle Lebensmittel »wegzulassen«.

Die Diäten sind ein wichtiger Teil der Diagnostik. Zusammen mit der nachfolgenden Provokation des verdächtigten Nahrungsmittels liefern sie die Grundvoraussetzung für eine therapeutische Kost.

Verschiedene Verfahren bei den diagnostischen Diäten

Bei bestimmten Verdachtsmomenten (wie etwa Nahrungsmittelzusatzstoffe oder biogene Amine) ist eine eindeutige Diagnose nur mit Hilfe solcher Diätverfahren möglich, um den Auslösern auf die Spur zu kommen. Denn bei den normalen Haut- und Blutuntersuchungen würden Patienten, die z. B. auf Farbstoffe oder andere Zusatzstoffe reagieren, gar nicht auffallen, da diesen Erkrankungen keine IgE-abhängigen allergischen Mechanismen zugrunde liegen. Bei den diagnostischen Diäten werden zwei Verfahren unterschieden, wie der Kasten unten zeigt.

Diagnostische Diäten

Eliminationsdiät (Auslassdiät)	Oligoallergene Basiskost (allergenarme Basiskost)
Spezifischer Verdacht	Unspezifischer Verdacht uneinheitliche Symptome
Dauer: 7–14 Tage bei Spätreaktionen bis zu 4 Wochen	Dauer: 7–14 Tage bei Spätreaktionen bis zu 4 Wochen

Auf dem Weg: spezifische Eliminationskost

Sofern die Verdachtsmomente ein bestimmtes Lebensmittel als Auslöser einkreisen können, wird die diagnostische Diät als Eliminationskost, also als Auslassdiät, durchgeführt. Wesentlich in dieser Phase ist, dass Sie als Patient gut informiert sind über »Ihr« mögliches Allergen. In dieser Phase der Diagnostik ahnen wir meist den Auslöser und können ihn weitestgehend einkreisen – aber, überführt ist er noch nicht! Daher sollten Ihnen Lebensmittellisten vorliegen, aus denen eindeutig hervorgeht, welches Lebensmittel in welcher Zubereitung erlaubt und geeignet für Sie ist und in welchen Mengen Sie es verzehren dürfen.

> Bei einer Auslassdiät werden nur wenige Lebensmittel für einen bestimmten Zeitraum konsequent gemieden.

Detektivarbeit ist angesagt

Ihnen sollte aber auch deutlich sein, wo Ihr »Verdächtiger« lauert, wo er Ihnen als »verstecktes Allergen« begegnen könnte und wie Sie ihm vollständig aus dem Weg gehen können. Gerade aufgrund der neuen Kennzeichnungspflicht für verpackte Ware (siehe S. 107) kommen wir heute in dieser Phase schneller zum Ziel, als es noch vor Jahren möglich oder vorstellbar gewesen wäre. Hier kann Ihnen eine allergologisch versierte Ernährungsfachkraft hilfreich zur Seite stehen. Sie wird ein wachsames Auge darauf haben, inwieweit Ihre Nährstoffbilanz besonderer Aufmerksamkeit bedarf, und Ihnen mit guten Tipps und Tricks zur Seite stehen, wie Sie »Ihr« mögliches Allergen erkennen und ersetzen können. Sollte es sich z. B. um ein Grundnahrungsmittel wie Milch oder Weizen handeln, werden Sie sicher ausführliche Rezeptmöglichkeiten über milch- und weizenfreie Alternativen bekommen, so dass dem milch- oder weizenfreien Genuss nichts im Wege stehen wird. Wenn Sie eine Eliminationskost durchführen, werden Sie nicht umhinkommen, dies auch über ein Ernährungs- und Symptomprotokoll zu kontrollieren, um den eigentlichen

DIAGNOSTIK

Beschwerdeverlauf zu dokumentieren. Je nach Beschwerdeverlauf wird man mit Ihnen eine Reexposition (erneuter Kontakt mit dem Allergen) oder eine Provokation besprechen.

Allergenarme (oligoallergene) Basiskost

Sollte es, trotz ausführlicher Auswertung Ihrer Krankengeschichte und der entsprechenden Diagnostik, nicht gelingen, eine Verdachtsdiagnose zu erarbeiten, so ist die allergenarme Basiskost das Mittel der Wahl. Mit dem »Instrument« dieser Kost kommt man den vielen möglichen Auslösern von einer anderen Seite entgegen. Wenn es zu viele mögliche Verdächtige gibt, wird die allergologisch versierte Ernährungsfachkraft Ihnen einen Kostplan zusammenstellen, bei dem nur 10 bis 20 unverdächtige Lebensmittel erlaubt sind. Diese Lebensmittel, die garantiert keine Symptomauslöser sind, werden individuell für jeden Patienten – entsprechend den vorliegenden Ergebnissen aus Anamnese, Haut- und Labordaten – zusammengestellt.

Die allergenarme Basiskost wird selten und dann vor allem bei Neurodermitispatienten mit vielen unspezifischen Sensibilisierungen oder Patienten mit unklaren Bauchsymptomen erfolgreich eingesetzt.

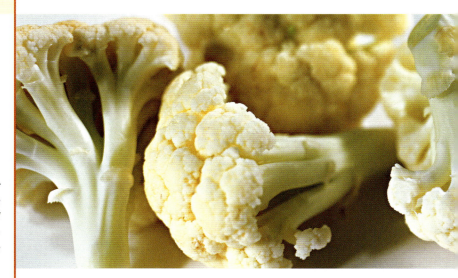

Blumenkohl löst nur sehr selten allergische Reaktionen aus und eignet sich daher in der Regel gut für eine oligoallergene Diät.

Ernährungstherapeutische Arbeit

Sollte es unter dieser Kost zu einem Beschwerderückgang kommen, so ist ein weiterer Hinweis erbracht, dass Ernährung einen Einfluss hat, der eigentliche Auslöser ist damit leider noch nicht gefunden. Und so beginnt danach die ernährungstherapeutische Arbeit. Stück für Stück wird der Speiseplan dann in Absprache mit dem Arzt, der Ernährungsfachkraft und Ihnen als Patienten erweitert. Entweder werden erst möglichst unverdächtige Lebensmittel ergänzt oder man testet gerade Lebensmittel, von denen man vermutet, dass sie allergieauslösend sein werden, weil sie eine wichtige Rolle bei der Speiseplangestaltung spielen. Insgesamt kann diese diagnostische Phase bis zu drei Monaten dauern. Das ist zwar eine lange Zeit, aber am Ende steht dann meist ein ganz klares Ergebnis: »symptomauslösend« oder »nicht symptomauslösend«.

Das Ziel ist die therapeutische Kost

Auf der Grundlage des eindeutigen Nachweises einer klinischen Reaktion bei Verzehr oder Kontakt mit einem bestimmten Nahrungsmittel oder -inhaltsstoff folgt dann das lang ersehnte Ergebnis: Die klare Aussage, was ist erlaubt und was macht Beschwerden, was führt wiederkehrend zu Symptomen! Es ist die so genannte therapeutische Kost. Sie setzt immer eine diagnostische Diät und eine Reexposition bzw. Provokation (siehe S. 56) voraus. Wie der Name schon sagt, steht in diesem Stadium dann für den Nahrungsmittelallergiker der eindeutige Verursacher fest. Ihm liegen Lebensmittellisten über sein Allergen, über mögliche Einflussfaktoren vor, die die allergene Potenz erhöhen oder erniedrigen, und er ist informiert über technologische Möglichkeiten, die sein Allergen verstecken oder minimieren können. Nun erst ist die Zeit der Behandlung des eigentlichen Verursachers gekommen. Nun erst steht fest, wo die Nadel im Heuhaufen war ...

Die therapeutische Kost benennt die Zusammenstellung des Speiseplans, bei der der eindeutige Verursacher aus der Nahrung entfernt wird.

DIAGNOSTIK

Provokationen

Unter einer Provokation versteht man die beabsichtigte Gabe des in Verdacht stehenden Allergens. Anhand der Krankengeschichte und den verschiedenen Testergebnissen, einschließlich der diagnostischen Diät, konnte ein Verdacht gestellt und in gewisser Hinsicht gefestigt werden. Nun gilt es, die Diagnose zu sichern! Die Provokation ist das Instrument in der Diagnostik, durch das eine Nahrungsmittelallergie nachgewiesen werden kann. Doch vor jeder Provokation muss das verdächtigte Lebensmittel konsequent im Rahmen der zuvor erwähnten Eliminationsdiät (Auslassdiät) gemieden werden. Hierzu ist es für mindestens sieben Tage erforderlich, bei Spättyp- oder chronischen Beschwerden bis zu vier Wochen, das bzw. die verdächtigte(n) Lebensmittel konsequent aus der Ernährung zu eliminieren, also wegzulassen. Im Anschluss an die Elimi-

> Um eine konsequente Meidung des Allergens durchführen zu können, ist es unbedingt nötig, auch das versteckte Vorkommen des Allergens zu kennen und entsprechend zu berücksichtigen.

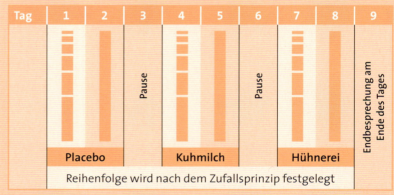

Modifiziert nach: Empfehlung der AG Nahrungsmittelallergie (DGAKI), Werfel et al. 2006

> Weder Arzt noch Patient wissen, an welchem Tag das richtige Allergen und wann das Placebo verabreicht wird.

nation des Lebensmittels folgt die Nahrungsmittelprovokation. Dies sollte immer unter ärztlicher Aufsicht durchgeführt werden, um bei Bedarf schnellstmöglich Gegenmaßnahmen ergreifen zu können. Ein einfaches »Ausprobieren« zu Hause kann zu unerwartet heftigen Reaktionen führen.

Doppelblind, Placebo-kontrolliert

Als »Goldstandard« in der Allergiediagnostik wird die doppelblinde, Placebo-kontrollierte Nahrungsmittelprovokation (DBPCFC) bezeichnet (siehe Abb. unten links). Das zu provozierende, verdächtigte Lebensmittel wird durch die Beigabe eines anderen Lebensmittels (Träger-Lebensmittel) und gegebenenfalls Farb- oder Aromastoffen so »verblindet«, dass es nicht mehr erkenn- und schmeckbar ist. Das Gemisch wird als Verum bezeichnet. Vorher muss sichergestellt werden, dass das Träger-Lebensmittel sicher verträglich ist. Das Träger-Lebensmittel dient auch als Basis für das Placebo. Eine Herstellung von Verum und Placebo ist Voraussetzung einer blinden bzw. Placebo-kontrollierten Provokation. Der Patient weiß nicht, wann die Provokation mit Verum und wann die mit Placebo erfolgt. Bei einer doppelblinden, Placebo-kontrollierten Provokation weiß auch der Arzt nicht, an welchem Tag welches Produkt gegeben wird. Dies hat den Vorteil, dass ungewollte Einflüsse weitestgehend ausgeschaltet werden können und somit eine sehr sichere Aussage hinsichtlich Verträglichkeit des Lebensmittels nach der Provokation getroffen werden kann.

Wie funktioniert die Provokation

Sinnvoll ist es, die Provokation an zwei aufeinander folgenden Tagen pro Lebensmittel bzw. Placebo durchzuführen. Die zu verabreichende Menge wird am jeweils ersten Tag langsam gesteigert, man spricht auch von einer titrierten Gabe. D. h., am ersten Tag wird alle 30 Minu-

---

Als »Placebo« bezeichnet man eine Art Schein-medikament ohne Wirkstoff. Ob das »Medikament« wirkt bzw. das »Allergen« Reaktionen hervorruft oder nicht, kann auch durch die Psyche des Patienten mitbestimmt werden. »Verum« nennt man das echte Medikament bzw. das verdächtigte Lebensmittel in einer Träger-Lösung.

DIAGNOSTIK

ten (beginnend bei 0,2 Milliliter), die Dosis langsam gesteigert (bis hin zu 200 Milliliter bzw. einer üblichen Portionsgröße). Eine Nachbeobachtung unter ärztlicher Kontrolle von drei bis vier Stunden sollte gegeben sein. Am zweiten Tag wird das gleiche Produkt nochmals in der vollen Dosierung einer üblichen Portionsmenge (z. B. 100 Milliliter Milch in 100 Milliliter Träger-Lösung = 200 Milliliter) gegeben, sofern bisher keine Reaktion aufgetreten ist. Am dritten Tag wird optimalerweise ein Tag Pause eingelegt. Am vierten Tag erfolgt eine langsame Steigerung mit dem zweiten Produkt (entweder Placebo oder Verum). Am fünften Tag gibt es wiederum eine Gabe der Gesamtmenge von dem gleichen Produkt wie am vierten Tag. Am sechsten Tag ist eine Pause angesagt und am Ende des Tages erfolgt eine Ergebnis-Besprechung. Sollten zwei Lebensmittel provoziert werden müssen, so verlängert sich das Procedere um weitere drei Tage, wobei am letzten Tag abends eine Endbesprechung stattfindet. Bei drei verdächtigten Lebensmitteln, die zur Provokation anstehen, muss ein weiteres Placebo hinzugefügt werden, somit verlängert sich das Procedere um weitere sechs Tage, das wären insgesamt dann 15 Tage. Um also sicher eine Aussage treffen zu können, ist ein recht hoher Zeitaufwand notwendig.

> Provokationen sind zeitaufwändig, aber unbedingt notwendig, wenn das verdächtige Allergen ein Grundnahrungsmittel oder dessen Meidung mit starken Einschränkungen verbunden ist.

Offene Provokation

In einigen Fällen ist auch eine offene bzw. orale Provokation möglich. Hier können die Ergebnisse bei klar sichtbaren Symptomen, oder aber, wenn eine Reaktion ausbleibt, als sicher gewertet werden. Dagegen können leichte Reaktionen oder Spättypreaktionen nicht zweifelsfrei auf das provozierende Lebensmittel zurückgeführt werden, da zu viele andere Faktoren ebenso eine Rolle spielen können. Aus diesem Grunde wird eine doppelblinde, Placebo-kontrollierte Provokation als »Goldstandard« der Nahrungsmittelallergiediagnostik bezeichnet.

GEDULD IST
ANGESAGT

Die orale Provokation soll nicht erfolgen, wenn:

1. eindeutige allergische Reaktionen vom Soforttyp bei nachgewiesener spezifischer Sensibilisierung auftreten (wenn z. B. bei Birkenpollensensibilisierung ein Apfel gegessen wird und sofort Beschwerden im Mund auftreten),
2. keine Symptombesserung unter Eliminationsdiät (Auslassdiät) erfolgt,
3. medizinische Gründe vorliegen, wie z. B. schwere Reaktionen in der Vorgeschichte, Infektionen, schwerer Neurodermitisschub, Schwangerschaft, schwere Herz-Kreislauf- oder Bronchialerkrankungen, Einnahme von ACE-Hemmern oder Kontraindikationen für Adrenalin.

Blinde Provokation

Alle Lebensmittel mit einem nicht zu intensiven Eigengeschmack können blind provozieren, wenn das notwendige Know-how vorliegt. Wichtig und notwendig ist eine Nahrungsmittelprovokation immer da, wo Grundnahrungsmittel betroffen sind, die in vielen Produkten vorkommen (etwa Ei und Weizen) oder die zu einer Mangelernährung und Fehlentwicklung führen können (etwa Kuhmilch). Aber auch Lebensmittel, die zu chronischen Beschwerden führen, sind häufig nur durch eine Provokation eindeutig zu identifizieren.

Fazit: Stellenwert der Maßnahmen

Der wichtigste Baustein der allergologischen Diagnostik ist und bleibt Ihre Krankengeschichte, die Anamnese, die im persönlichen Gespräch erhoben wird. Allergologische Testungen wie Haut- und/oder Bluttests, die diagnostische Diät und Provokationstests können nur nach Erhebung der Krankengeschichte sinnvoll gestaltet werden.

Ob eine Nahrungsmittelprovokation stationär im Krankenhaus, tagesklinisch in einem Krankenhaus oder in einer ärztlichen Praxis durchgeführt wird, liegt im Ermessen des Arztes und hängt stark von den zu erwartenden Symptomen ab.

Einzelne Tests nicht überbewerten

Die Vorstellung, eine dieser hier genannten Maßnahmen könnte allein zur Diagnose einer Lebensmittelunverträglichkeit ausreichen, ist falsch. Trotzdem kommt es in der Praxis sehr häufig vor, dass ein Hauttest oder ein Bluttest so hoch bewertet wird, dass weder die Übereinstimmung mit der Krankengeschichte überprüft wird, noch ein Nachweis erfolgt, dass die ermittelten Haut- oder Blutbefunde auch wirklich klinisch relevant sind. Doch ein alleiniger Nachweis von IgE-Antikörpern liefert nur einen Hinweis darauf, dass der Körper Gedächtniszellen gebildet hat. Diese können bei Genuss des entsprechenden Lebensmittels zu Beschwerden führen, müssen es aber nicht! In so einem Fall spricht man auch von einer stummen Sensibilisierung und dies ist vor allem bei Kreuzreaktionen nicht selten! So sind Hauttests nach einer Hyposensibilisierung häufig noch positiv, ohne dass der Patient auf das Allergen reagiert. Aber auch das so wesentliche Gespräch der Anamnese allein ist für eine fundierte Diagnose nicht ausreichend. Schließlich berichtet und bewertet der Patient nur seine Sicht der Zusammenhänge. Häufig konzentriert sich der Betroffene auf vermeintliche Allergene und dabei geht der Blick für die eigentlichen Auslöser manchmal verloren. Dieses Phänomen beobachtet man häufig bei chronischen Erkrankungen und verzögerten Reaktionen. Gerade wenn Reaktionen nicht in einem engen zeitlichen Zusammenhang mit dem Verzehr des Allergens stehen, fällt es dem Laien oft schwer, eine Verbindung zu erkennen.

> Es wäre doch wirklich viel zu schade, wenn einfach aus Vorsicht oder Unsicherheit bestimmte Lebensmittel nicht in Ihrem Speiseplan wären, oder?

Eine Diät ohne Provokation ist kein Beweis

Eine Eliminationsdiät allein bestätigt auch keinen bestehenden Verdacht, da eine Besserung unter Diät auch andere Ursachen haben kann. Wenn das Kind beispielsweise auf die Milch im morgendlichen Müsli verzichten soll, wird es stattdessen vielleicht Brötchen essen und so eben auch die vielleicht verursachenden Roggenflocken oder Nüsse nicht mehr zu sich nehmen. Vielleicht war der Ekzemschub sowieso gerade im Abklingen begriffen, als die Diät begonnen wurde. Möglicherweise war aber auch der Wunsch, dass die Diät hilft, so groß, dass die positive Erwartungshaltung dazu beigetragen hat, dass eine bessere Bewertung der Beschwerden erfolgt.

Ein großes Puzzle

Nun könnten wir aus dem Gesagten mutig ableiten, dass die Provokation allein den verdächtigen Auslöser beweisen könnte, sofern vorab eine Eliminationsdiät durchgeführt wurde. Sie wüssten dann zwar, dass Sie den richtigen Auslöser verdächtigt haben, aber man könnte keine Aussage darüber treffen, ob es sich tatsächlich um ein allergisches Geschehen handelt. Jetzt werden Sie denken, dass das ja auch ein rein wissenschaftliches Interesse sei. Mit Einschränkungen haben Sie vielleicht sogar Recht. Aber der zugrunde liegende Mechanismus sagt uns ja auch ganz viel hinsichtlich der (ernährungs)therapeutischen Konsequenzen. Außerdem ist eine Provokation ohne vorherige Aufnahme der Krankengeschichte (Anamnese) verantwortungslos, da der Schweregrad der Reaktion überhaupt nicht eingeschätzt werden kann. Es bleibt also ein langsames Zusammensetzen von Mosaiksteinchen, so dass sich ganz schrittweise ein umfassendes Bild »Ihres« allergischen Auslösers ergibt. Denn nur das Zusammenspiel der Anamnese, dem Hauttest und dem Bluttest ergibt die Grundlage einer vernünftigen diagnostischen Diät. Und nur die Absicherung über eine Reexposition oder eine Provokation lässt den eindeutigen Nachweis über die klinische Relevanz eines Lebensmittels zu.

Bausteine der allergologischen Anamnese. RAST ist ein Bluttest zum Nachweis von Allergie-Antikörpern.

Erst das Wissen um die Inhaltsstoffe der täglichen Kost gibt den Betroffenen ein Instrument an die Hand, die Nahrungs- aufnahme stressfrei zu gestalten.

Allergenporträts

Kritische Lebensmittel
unter der Lupe

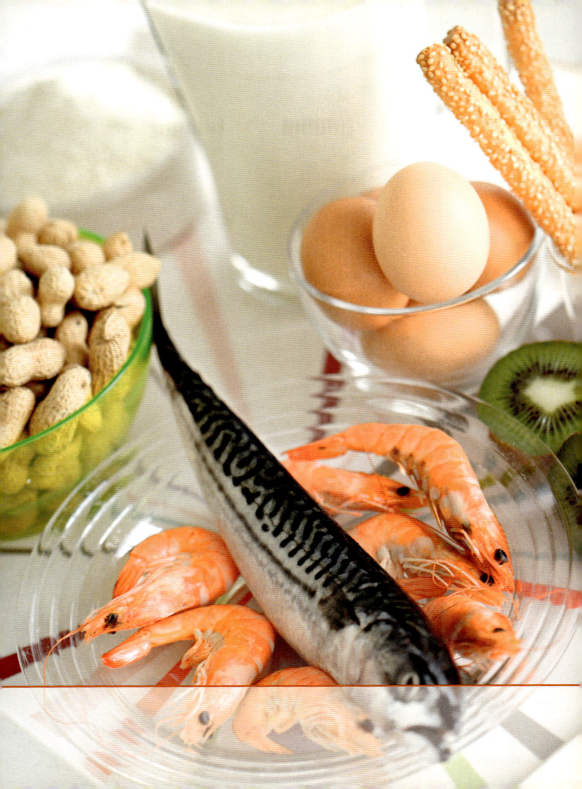

ALLERGENPORTRÄTS

Nahrungsmittel als Auslöser

Nahezu jedes Lebensmittel kann eine allergische Reaktion auslösen. Es ist heute bekannt, dass Allergene eine bestimmte Größe aufweisen. Sie bestehen in der Regel aus verschiedenen Eiweißbausteinen. Bei den häufigsten Nahrungsmittelallergenen weiß man zum größten Teil, welche Strukturen die allergenen Eigenschaften ausmachen. Nicht selten sind in einem Nahrungsmittel mehrere Allergene vorhanden, die Reaktionen auslösen können. Je nachdem, wie häufig ein Allergen für allergische Reaktionen bei verschiedenen Betroffenen verantwortlich ist, teilt man diese in Major- und Minorallergene ein. Majorallergene sind bei über 50 Prozent der allergischen Reaktionen auf ein bestimmtes Nahrungsmittel allergieauslösend, Minorallergene dagegen nur bei unter 20 Prozent. Unterschiedliches Aussehen und Aufbau einzelner Nahrungsmittelallergene bewirken, dass sich äußere Einflüsse wie Hitze, Sauerstoff oder auch die Verdauungsvorgänge unterschiedlich auf die Allergenpotenz und damit auf die Stärke der allergischen Reaktion auswirken.

> In diesem Kapitel werden die wichtigsten Nahrungsmittelallergene vorgestellt.

Milch

Die Milch ist ein wesentlicher Baustein unserer täglichen Ernährung, denn sie ist der wichtigste Kalziumlieferant. Ein Verbot für Milch und Milchprodukte hat weitreichende Konsequenzen für den Patienten. Die Begriffe Milch und Kuhmilch werden im deutschen Sprachgebrauch gleichbedeutend eingesetzt. Milch anderer Säugetiere wird mit der Tierart gemeinsam benannt, beispielsweise Stutenmilch oder Ziegenmilch. Fälschlicherweise werden auch Flüssigkeiten aus pflanzlichen Lebensmitteln häufig als »-milch« bezeichnet, wie etwa Sojamilch, Reismilch und Haferdrink. Hier muss es korrekterweise

Sojadrink, Reisdrink und Haferdrink heißen, da die Inhalte eines Pflanzendrinks in keiner Weise mit der Kuhmilch vergleichbar sind und daher auch aus juristischer Sicht entsprechend anders gekennzeichnet werden.

Die Inhaltsstoffe der Milch

Milch und Milchprodukte zählen zu den Grundnahrungsmitteln. Sie sind unser wichtigster Kalziumlieferant – und in der Kinderernährung auch ein wichtiger Eiweißlieferant. Auch Fluor, Vitamin D und Vitamin B2 sind in nicht geringen Mengen in Kuhmilch enthalten. Für eine ausgewogene Ernährung werden zwei bis drei Portionen Milch oder Milchprodukte (~ 400 bis 500 Milliliter für Erwachsene) am Tag empfohlen. Hierdurch ist es verlässlich möglich, die empfohlene Kalziumzufuhr anteilig zu decken und für die Vitamin D-, Fluor- und Vitamin B2-Zufuhr jeweils ein gutes »Tagespolster« (teilweise über 30 Prozent des Tagesbedarfs) anzubieten.

Kuhmilch enthält pro 100 Milliliter 120 Milligramm Kalzium sowie 3,3 bis 3,5 Gramm Protein.

Stellenwert des Allergens

Milch ist ein Allergen, das häufig starke bis sehr starke Reaktionen auslöst und im Kindesalter oben auf der Hitliste der Allergene steht. Glücklicherweise verliert sich die Kuhmilchallergie größtenteils bis zum Schuleintrittsalter wieder. Aus diesem Grunde ist bei Kuhmilchallergikern eine jährliche Überprüfung der klinischen Relevanz mittels einer erneuten Diagnostik dingend zu empfehlen, um nicht ein unsinniges Verbot für Milch und alle Milchprodukte aufrechtzuerhalten. Im Erwachsenenalter sind Unverträglichkeiten gegenüber Milch eher auf eine Laktoseintoleranz (Milchzuckerunverträglichkeit, siehe S. 133) zurückzuführen, die sich vornehmlich in Bauchbeschwerden äußert und ein völlig anderes diätetisches Vorgehen verlangt. Eine Milcheiweißallergie kommt bei Erwachsenen äußerst selten

ALLERGENPORTRÄTS

vor. Die Datenlage für diese Personengruppe zeigt dann aber leider, dass, wenn zweifelsfrei eine Kuhmilchallergie im Erwachsenenalter besteht, sich die allergische Reaktion auf das Kuhmilcheiweiß im weiteren Verlauf des Lebens überwiegend nicht mehr verliert.

Das Allergen

Kuhmilch enthält mehrere Allergene mit unterschiedlichen Eigenschaften. Während einige Allergene (Lactalbumin, Lactoglobulin) hitzeempfindlich und nur in der Kuhmilch enthalten sind, ist das Hauptallergen, das Kasein, hitzestabil und kommt in allen Tiermilchen (Schaf, Stute, Ziege) in ganz ähnlicher Struktur vor. Da Kasein durch Verarbeitung (Temperatur und Zeit) in seiner allergenen Stärke nicht beeinflussbar ist, haben gängige Formen der Haltbarmachung (Pasteurisieren, Ultrahocherhitzung, Sterilisieren, Kondensieren) keinen Einfluss auf die Reduktion der Allergene in der Milch. Deshalb muss ein Kaseinallergiker strikt auf Milch verzichten. Isoliert auftretende Lactalbumin- und/oder Lactoglobulinallergien sind äußerst selten. In diesen Fällen könnten Milchprodukte anderer Tiermilchen sowie gut erhitzte Milchprodukte verträglich sein. Jedoch bleibt die Gefahr der Verunreinigung mit unverarbeitetem Kuhmilchprotein. Da eine eindeutige Karenz – ein vollständiger Verzicht auf das Kuhmilchallergen ohne Diätfehler – die gängige Therapieempfehlung ist, raten alle Experten auch bei den Lactalbumin- und bei den Lactoglobulinallergikern zu einem vollständigen Kuhmilcheiweißverzicht.

> Die meisten Kuhmilchallergiker weisen eine Kaseinallergie auf, so dass eine Meidung aller Milchprodukte aus allen Tiermilcharten nötig ist. Ein Ausweichen auf andere Milcharten wie Schaf- oder Ziegenmilch ist also für den Kuhmilchallergiker nicht möglich.

Diagnostik bewerten

Die Anamnese, insbesondere bei Spättypreaktionen, ist bei einem Verdacht auf eine Kuhmilchallergie leider nicht sehr aussagekräftig. Dagegen bieten Haut- und Bluttests gute Hinweise auf eine Kuhmilchallergie, bestätigen lässt sie sich jedoch nur durch eine Nahrungsmittelprovokation. Da bei Verzicht auf Kuhmilch leicht Mangelernährung und Fehlentwicklung bei Kindern auftreten können, sollte vor einer langfristigen milchfreien Ernährung immer eine sichere Diagnostik durchgeführt werden. Dies heißt, es sollte auf jeden Fall eine Nahrungsmittelprovokation durchgeführt werden, nach Möglichkeit doppelblind, Placebo-kontrolliert (siehe S. 56). Nur bei sehr hohen spezifischen IgE-Werten gegenüber Kuhmilchprotein und entsprechender Anamnese kann man eventuell auf eine Nahrungsmittelprovokation verzichten. Diese Entscheidung trifft der behandelnde Arzt, möglichst in Absprache mit der Ernährungsfachkraft.

Nährstoffdefizite für Milchallergiker

Da die menschlichen Knochen und Zähne sowie viele Funktionen im Körper Kalzium benötigen, muss bei einer milchfreien Ernährung insbesondere auf die Kalziumzufuhr geachtet werden. Die empfohlene Kalziumzufuhr schwankt je nach Alter der betroffenen Person.

Das Knochensystem ist das Speicherorgan für Kalzium. Sinkt die Kalziumkonzentration im Blut, wird der Mineralstoff aus den Knochen freigesetzt. Sie werden brüchig.

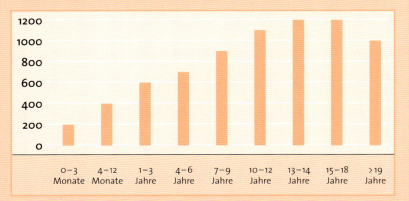

Quelle: DACH Referenzwerte

Die erforderliche Kalziumzufuhr wird in Milligramm pro Tag angegeben.

ALLERGENPORTRÄTS

Auch Eiweißzufuhr beachten

Neben Kalzium muss auch der Bedarf an Fluor, Vitamin D und Vitamin B2 sowie hochwertiges tierisches Eiweiß adäquat ersetzt werden. Insbesondere bei kleinen Kindern kann bei einer milchfreien Ernährung auch die Eiweißzufuhr kritisch sein, vor allem wenn nur wenig oder kein Fleisch verzehrt wird. Eine ausreichende Kalziumzufuhr – und bei Kindern auch Eiweißzufuhr – sollte deshalb dringend beachtet und regelmäßig überprüft werden. Als Ersatz eignen sich spezielle Milchersatznahrungen für Säuglinge und Kleinkinder, kalziumreiches Mineralwasser, mit Kalzium angereicherte Getränke sowie Kalzium-Präparate in Absprache mit dem behandelnden Arzt. Beachtung ist auch kalziumreichen Lebensmitteln zu schenken. Einige Gemüsearten wie Brokkoli, Grünkohl und Fenchel doch auch Kräuter und Nüsse wie Pistazien und Mandeln sind Kalziumlieferanten.

> Milchbestandteile können sich hinter den Bezeichnungen Kaseinate, Kasein, Lactalbumin, Lactoglobulin, Milchprotein, Milchpulver, Molke, Molkepulver, Molkenprotein und Rahm verbergen.

HA-Nahrungen für Kuhmilchallergiker ungeeignet

Die so genannten HA-Nahrungen (hypoallergene Spezialnahrungen) aus dem Handel sind für Kuhmilcheiweißallergiker nicht geeignet. Hier liegt das Kuhmilcheiweiß noch in nur wenig veränderter Form vor, so dass es immer noch als Kuhmilcheiweiß vom Organismus erkannt wird und eine allergische Reaktion auslösen bzw. unterhalten kann. Für Kinder mit einer Kuhmilcheiweißallergie sind nur so genannte Starkhydrolysate (eHf = extensive Hydrolysate Formula) empfehlenswert.

Das Vorkommen von Milch

Milchallergiker sind meist erstaunt, in welch vielfältiger Weise Milch verarbeitet wird. Da ein komplettes Verbot für Milch und alle Milchprodukte besteht, ist es wichtig, über die verschiedenen Formen der Verarbeitung informiert zu sein. Im Handel wird Vorzugsmilch, Rohmilch, pasteurisierte Trinkmilch, H-Milch oder Sterilmilch angeboten. Butter, Sahne, saure Sahne, Schmand, Crème fraîche sowie Joghurt, Buttermilch, Molke und Käse finden sich regelmäßig auf unserem kuhmilcheiweißhaltigen Speiseplan. Eine häufige Fehlerquelle sind fetthaltige verarbeitete Milchprodukte (Butter, Sahne). Diese sehr fetthaltigen Milchprodukte enthalten zwar weniger Milchprotein, doch auch diese geringen Mengen sind in der Lage, sehr starke Reaktionen auszulösen. Aber auch viele verarbeitete Lebensmittel enthalten Milch, so z.B. Kekse, Kuchen, Eierspeisen, Kartoffelpüree und andere Kartoffelprodukte. Sogar in Brühwurst und Süßigkeiten wird oft Milch eingesetzt. Selbst in Medikamenten kann sich Milchprotein befinden.

Eier

Hühnerei und seine einzelnen Bestandteile werden sehr häufig in der Lebensmittelindustrie eingesetzt. Hühnereiallergiker müssen deshalb auch stark auf verarbeitete Lebensmittel achten. Als Ei wird im deutschen Sprachgebrauch das Ei vom Huhn bezeichnet. Eier anderer Vögel werden mit ihrer Art benannt, etwa Enteneier, Straußeneier oder Wachteleier.

Die Inhaltsstoffe von Hühnerei

Das Hühnerei besteht aus Eiklar und Eidotter (auch Eigelb genannt). Ernährungsphysiologisch zeichnet sich das Hühnerei durch eine gute Zusammensetzung des Proteins aus und enthält viel Vitamin A, E und D. Das Eidotter besteht zu fast 30 Prozent aus wertgebenden fetthaltigen Substanzen (Ölsäure, Linolsäure). Das enthaltende Lecithin ist verantwortlich für die emulgierenden Eigenschaften. Außerdem enthält ein Ei (60 Gramm) etwa 400 Milligramm Cholesterin.

Besonders wertvoll ist Hühnerei aufgrund seines Geschmacks sowie seiner guten Back- und Kocheigenschaften. Es wird zur geschmacklichen Verfeinerung, zur Gelbfärbung, zur Schaumbildung und als Emulgator verwendet.

ALLERGENPORTRÄTS

Säuglinge reagieren besonders häufig auf Kuhmilch und/oder Hühnerei allergisch.

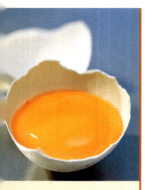

Ob Vollei, Eigelb, Eidotter, Eiklar oder Wörter, die mit »Ovo« beginnen: Hinter allen versteckt sich Hühnerei.

Stellenwert des Allergens

Die Hühnereiallergie ist eine der häufigsten Nahrungsmittelallergien. Sie ist vor allem im Säuglings- und Kleinkindalter relevant und löst zum Teil schwerste Reaktionen aus. Ähnlich wie bei der Kuhmilch verlieren sich auch Hühnereiallergien häufig bis zum Schulalter wieder. Aus diesem Grunde sollte regelmäßig überprüft werden, ob eine diagnostizierte Hühnereiallergie noch Reaktionen auslöst. Bedacht werden sollte allerdings auch, dass Kinder, die sehr früh eine allergische Erkrankung entwickeln (in der Regel Nahrungsmittelallergie, Neurodermitis), ein erhöhtes Risiko haben, später ein allergisches Asthma auszubilden. Hier gilt es, frühzeitig inhalative Probleme zu erkennen und entsprechend zu behandeln.

Das Allergen

Die Allergene im Hühnerei befinden sich überwiegend im Eiklar, einige wenige sind aber auch im Eigelb enthalten. Einige der Ei-Allergene sind hitzestabil, andere hitzeempfindlich. Man unterscheidet die Allergene Ovomukoid, Ovalbumin, Ovotransferrin, Lysozym und Ovomuzin. In der üblichen Allergiediagnostik werden sie nicht einzeln aufgeschlüsselt, so dass bei einer Hühnereiallergie eine Meidung vom gesamten Ei und allen eihaltigen Produkten notwendig ist. Kreuzreaktionen treten häufig zu Eiern anderer Vögel auf, so dass diese in der Regel nicht als Alternative zur Verfügung stehen.

Diagnostik bewerten

Die üblichen Haut- und Bluttests geben bezüglich Hühnereiallergie einen guten Hinweis. Trotzdem bietet erst die Nahrungsmittelprovokation einen sicheren Nachweis. Da sich eine Hühnereiallergie wieder verlieren kann, sollte die allergologische Diagnostik bzw. Nahrungsmittelprovokation alle ein bis zwei Jahre wiederholt werden, um eine unnötig lange Auslassdiät zu vermeiden. Seit einiger Zeit liegen aber auch Daten vor, dass bei sehr hohem spezifischen IgE auf Hühnerei und entsprechender Krankengeschichte eventuell auf eine Nahrungsmittelprovokation verzichtet werden kann.

Nährstoffdefizite für Hühnereiallergiker

Eine Mangelerscheinung entsteht durch die Meidung von Hühnerei und allen daraus hergestellten Lebensmitteln üblicherweise nicht. Schwierig kann die Versorgung mit Protein werden, wenn ein Hühnereiallergiker zusätzlich auf weitere proteinreiche Lebensmittel verzichten muss. Im Regelfall kann die Proteinversorgung gut durch andere tierische eiweißreiche Lebensmittel wie etwa Fleisch, Fisch oder Milchprodukte gewährleistet werden.

Ersatz von Hühnerei in der Küchenpraxis

Zum Backen kann man Sojamehl, Natron, Arrowroot (Pfeilwurzelstärke) oder Johannisbrotkernmehl nutzen. Auch Ei-Ersatzpulver über Direktversand oder im Reformhaus sind gute Ersatzmöglichkeiten.

Mürbe-, Hefe- oder Strudelteig benötigen üblicherweise kein Ei bzw. können eifrei hergestellt werden. Sie sind daher für Hühnereiallergiker gut geeignet.

Hinweis

In der deutschen Sprache ist der Begriff »Eiweiß« doppelt besetzt. Er bezeichnet sowohl den Nährstoff Eiweiß (oder auch Protein genannt) als auch das Eiklar. So findet man auf vielen verpackten Lebensmitteln eine Nährstoffanalyse mit den Angaben Eiweiß, Fett, Kohlenhydrate und Kalorien. Die Folgerung, dass in allen diesen Lebensmitteln Hühnerei verwendet wurde, wäre aber falsch. Nur die Zutatenliste gibt Auskunft darüber, ob Hühnerei enthalten ist. Wenn hier »Ei« oder »Hühnerei« oder »aus Hühnerei« zu finden ist, sollte ein Hühnereiallergiker auf dieses Produkt verzichten.

Allerdings gibt es hier auch mögliche Fehlerquellen, da es im Lebensmittelhandel auch so genannte »Ei-Ersatzpulver« für Cholesterinpatienten gibt, die zwar kein Eigelb aber den Hühnereiweißanteil aus dem Eiklar fast noch vollständig enthalten. Hier sollte die Zutatenliste genauestens kontrolliert werden und nur das vollständig eifreie Ei-Ersatzpulver verwendet werden.

Das Vorkommen von Hühnerei

Hühnerei wird in einer unüberschaubaren Anzahl von Lebensmitteln in der Verarbeitung eingesetzt. Hier beginnt die Schwierigkeit der Therapie. Die Meidung von gekochtem Ei, Rühr- oder Spiegelei ist – mit einer geschmacklichen Einbuße – sicher möglich. Der Verzicht von sämtlichen eihaltigen Erzeugnissen, die so vielfältig in der Lebensmittelindustrie eingesetzt werden, ist allerdings nur mit guter Kenntnis ihres Vorkommens möglich. Durch die neue Kennzeichnungsverordnung (siehe S. 106) hat ein Eiallergiker inzwischen jedoch eine größere Sicherheit im täglichen Lebensmittel-Einkauf, sofern er verpackte Ware bevorzugt.

Unzählige süße Backwaren wie Kuchen, Gebäckstücke, Plätzchen und Kekse enthalten Ei. Auch Teigwaren, also die beliebte Pasta, wird zuweilen mit Ei hergestellt.

Soja

Die Verwendung von Soja ist bei vielen Verarbeitungsschritten in der Lebensmittelindustrie kaum wegzudenken. Der Sojaallergiker muss daher insbesondere beim Einkauf von verarbeiteten Produkten achtsam sein. Sojabohnen gehören zusammen mit Linsen, Bohnen, Erbsen und Erdnüssen zur Familie der Hülsenfrüchte. Die Sojapflanze ist die wichtigste Öl- und Eiweißpflanze weltweit. In jüngster Zeit ist die Pflanze immer häufiger in den Schlagzeilen, weil inzwischen auch gentechnisch verarbeitete Sorten zur Verfügung stehen, deren Anbau heftig umstritten ist.

IN ASIEN EIN GRUND-
NAHRUNGSMITTEL

Die Inhaltsstoffe von Sojabohnen

Sojabohnen werden in der Ernährung von Mensch und Tier so vielseitig eingesetzt, weil sie sich durch besonders hochwertige Inhaltsstoffe auszeichnen. Sie bestehen zu 40 Prozent aus Protein mit hoher biologischer Wertigkeit und zu gleichen Anteilen aus Fett und Kohlenhydraten. Das Sojaprotein eignet sich ideal für die menschliche Ernährung. Es ist allerdings roh nicht genießbar, sondern sogar unbekömmlich, da es eine hemmende Wirkung auf den Eiweißabbau im menschlichen Körper hat. Erfreulich ist der hohe Ballaststoffgehalt der Hülsenfrüchte mit durchschnittlich 13 Prozent.

Stellenwert des Allergens

Sojaallergien kommen im Säuglings- und Kleinkindalter vor, lassen sich aber auch bei Patienten mit einer pollenassoziierten Kreuzreaktion nachweisen. Das Risiko für Säuglinge, sich gegen Soja zu sensibilisieren, ist nach neueren Erkenntnissen in erster Linie in den ersten sechs Monaten erhöht. Somit können dann aber im zweiten Lebenshalbjahr Säuglingsnahrungen auf Sojabasis eine kostengünstige und geschmacklich besser tolerierte Alternative zu extensiv hydrolysierten Säuglingsnahrungen bieten, wenn das Kind eine Kuhmilchallergie aufweist (siehe »Im Kindesalter« S. 112).

Besondere Strukturen

Gerade in letzter Zeit mehren sich aber auch die Berichte, dass Birkenpollenallergiker Probleme beim Verzehr von Produkten mit einem hohen Anteil an Sojaeiweiß haben können. Hier handelt es sich um Allergenstrukturen, die nicht grundsätzlich in Sojabohnen vorkommen, sondern nur unter bestimmten Wachstumsbedingungen gebildet werden. Dies sollte bei Aufnahme der Krankengeschichte mit berücksichtigt werden.

Die biologische Wertigkeit sagt etwas über die Eiweißqualität aus.

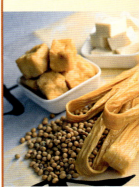

Bei einer Sojaallergie lohnt es sich, selbst zu kochen, denn Soja ist in vielen fertigen Lebensmitteln enthalten.

Das Allergen

Es sind verschiedene Allergene der Sojabohne bekannt, die meist schwer verdaulich sind. Da sie zudem hitzestabil sind, ist die Allergenpotenz von Soja durch Verarbeitungseinflüsse wie Temperatur, Sauerstoff oder Fermentation kaum zu beeinflussen. Daher müssen Sojaallergiker immer vollständig auf Soja, Sojaprodukte und sojahaltige Lebensmittel verzichten. Eine Ausnahme bildet nur Sojaöl, insbesondere raffiniertes (wärmebehandeltes) Sojaöl, da durch die Abtrennung des Sojaeiweißes die Allergene verloren gehen. Doch auch kalt gepresste Sojaöle werden meist vertragen. Kreuzreaktionen zu anderen Hülsenfrüchten (vor allem Erdnuss) können vorkommen, sind aber selten.

> Sojaöl enthält nur einen geringen Anteil gesättigter Fettsäuren, zu knapp einem Viertel Ölsäure und weit über die Hälfte mehrfach ungesättigte Fettsäuren.

Diagnostik bewerten

An der Sojabohne lässt sich sehr gut verdeutlichen, warum die Diagnostik aus mehreren Säulen bestehen muss. Die Krankengeschichte ist wichtig. Trotzdem ist dem Patienten die Verbindung zwischen dem Verzehr von Soja und seinen Beschwerden nicht immer klar. Hier kann ein Ernährungs- und Symptomtagebuch entscheidende Hilfe leisten, weil es allergologisch geschulten Fachkräften Hinweise auf einen unbewussten Sojaverzehr geben kann. Die Auswertungen der Haut- und/oder Bluttests sind ebenfalls von großer Bedeutung, können aber auch auf eine stumme Sensibilisierung hinweisen bzw. irreführend sein, insbesondere in der Bewertung möglicher Kreuzallergene. Hier muss ein individuelles Patientenprofil erstellt werden, um die mögliche Relevanz der Sojaallergene – auch als Triggerfaktoren – abschätzen zu können. Entscheidend, vor allem bei Kindern, ist das Ergebnis einer Nahrungsmittelprovokation (möglichst doppelblind, Placebo-kontrolliert), die bei Bedarf auch für die potenziellen Kreuzallergene durchgeführt werden kann.

Nährstoffdefizite für Sojaallergiker

Obwohl die Sojabohne ernährungsphysiologisch sehr wertvoll ist, ist eine sojafreie Ernährung in der Regel ohne einen Verlust an bestimmten Nährstoffen durchzuführen. Schwierig wird es, wenn neben Soja auch andere Proteinlieferanten wie Milch, Eier, Fleisch und Fisch, also bei einer bevorzugten vegetarischen bzw. veganen Ernährung, gemieden werden. Hier bedarf es dann sehr genauer Nährstoffbilanzen, um eine bedarfsdeckende Zufuhr gewährleisten zu können. Gerade im Säuglings- und Kleinkindalter können Nährstoffdefizite auftreten, wenn die Kinder sehr umfangreiche Diäten durchführen. Hier wäre zu prüfen, ob diese überhaupt notwendig sind.

Das Vorkommen von Soja

Soja kommt bei uns weniger als reines Sojaprodukt wie Sojasauce, Tofu, Sojasprossen oder Sojadrink, sondern vor allem als Zutat verarbeiteter Lebensmittel auf den Tisch. Da das Sojaeiweiß sehr hochwertig und trotzdem kostengünstig ist, wird es in der Lebensmittelindustrie häufig eingesetzt. Es weist viele technologisch gute Eigenschaften auf und wird daher vielseitig für die Verarbeitung von Lebensmitteln verwendet.

> Sie sollten bei verarbeiteten Lebensmitteln grundsätzlich mit dem Vorkommen von Soja rechnen. Denn Soja dient nicht nur als Eiweißgrundlage, sondern auch als Basis für diverse Zusatzstoffe, und sogar für Medikamente.

Weizen

Durch die Verwendung als Grundnahrungsmittel zieht das Verbot von Weizen für Weizenallergiker weitreichende Folgen im täglichen Essverhalten und im Einkaufsverhalten nach sich. Weizen ist ein einjähriges Ährengras, dessen Körner schon seit Tausenden von Jahren der menschlichen Ernährung dienen. Zu Mehl vermahlen ist Weizen in Mitteleuropa aufgrund seiner guten Backeigenschaften das wichtigste Getreide zur Herstellung von Brot, Teigwaren und Gebäck.

ALLERGENPORTRÄTS

Innerhalb des großen Brotangebots finden sich auch Sorten, die ohne Weizen gebacken werden.

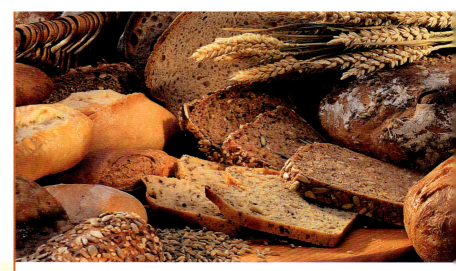

Roggen, Gerste und Hafer können von Weizenallergikern problemlos verzehrt werden, denn Kreuzreaktionen treten selten auf.

Die Inhaltsstoffe des Weizenkorns

Das Weizenkorn enthält viele Nährstoffe, die der Körper täglich benötigt. Weizen ist ein guter Lieferant für Ballaststoffe und die Vitamine des B-Komplexes. Vor allem Weizenkeime können einen wertvollen Beitrag zur Folsäureversorgung liefern. Sehr ergiebig ist der Verzehr von Weizenprodukten auch in Hinblick auf die Kalium- und Magnesium-Versorgung. Ansonsten liefert Weizen etwa 10 Prozent pflanzliches Eiweiß und etwa 70 Prozent Stärke. Jedoch sind in vielen Produkten aus Weizen oft nicht mehr alle Bestandteile des Weizenkorns enthalten, denn bei ihrer Verarbeitung zu Mehl wird den Körnern die Schale und damit wertgebende Anteile entzogen.

Stellenwert des Allergens

Die Vermutung, unter einer Weizenallergie zu leiden, wird sehr häufig geäußert. Tatsächlich tritt eine Weizenallergie jedoch wesentlich seltener auf. Im Erwachsenenalter ist sie extrem selten, da sich eine

Weizenallergie meist in den ersten Lebensjahren entwickelt und bis zum Schulalter wieder verliert. Bei einer Getreidepollenallergie ist der Weizen in Brot und Backwaren meist unproblematisch, da die Allergene, auf die Pollenallergiker reagieren, in der Regel durch Hitze zerstört werden. Auch bei einem Bäckerasthma ist der Verzehr von Weizen in Brot und Backwaren fast immer gut verträglich. Hier werden die Reaktionen über das Einatmen des Weizenstaubes, der ja unerhitzt ist, ausgelöst. Immer wieder finden sich im allergologischen Alltag Patienten, die von ihrem Therapeuten aufgrund einer einzigen Bluttestung Empfehlungen für eine glutenfreie bzw. weizenfreie Ernährung mit auf den Weg bekommen haben. Dies ist sehr zweifelhaft! Gluten ist ein Getreideeiweiß in heimischen Getreidearten. Eine Unverträglichkeit auf Gluten im Sinne einer glutensensitiven Enteropathie kann durch normale IgE-vermittelte Antikörperdiagnostik nicht diagnostiziert werden. Hier bedarf es umfangreicher Labordiagnostik und einer Biopsie, bevor es Sinn macht, eine glutenfreie Kost durchzuführen. Denn Unverträglichkeiten auf Gluten bleiben lebenslang bestehen und bedürfen einer strengen diätetischen Führung (siehe S. 152)!

> Aufgrund der Verschiedenartigkeit der Allergene ist bei einer reinen Weizenallergie eine komplette Meidung von Weizen (auch glutenfreie Weizenstärke) notwendig. Dies betrifft auch die Urformen von Weizen.

Das Allergen

Bisher sind über 40 verschiedene Weizenallergene nachgewiesen worden, die alle unterschiedlich hitzeempfindlich sind. Die bedeutendste Gruppe stellen die Alpha-Amylase-Inhibitoren dar. Weizenallergiker müssen alle Formen von Weizen meiden.

Weizen-Urformen

Aufgrund der hohen Ähnlichkeit der Allergene sind auch die Urformen bei fast allen Weizenallergikern unverträglich. Zu den Urformen von Weizen gehören: Wildweizen, Hartweizen, Einkorn, wildes Einkorn, Emmer oder Zweikorn genannt, Kulturemmer, Kamut, wilder Spelzweizen, Dinkel und Grünkern (unreif geernteter und gedarrter Dinkel). Sollten Sie den Verdacht haben, dass Sie eine der Urformen trotz Weizenallergie vertragen, sollte dies durch eine doppelblinde Nahrungsmittelprovokation abgesichert werden.

Gluten

Gluten ist mit 80 Prozent Vorkommen die größte Eiweißfraktion im Weizen. Sie ist auch für eine ganz andere Erkrankung verantwortlich: der Zöliakie oder Sprue (siehe S. 152). Eine Weizenallergie darf nicht mit dieser Glutenunverträglichkeit verwechselt werden, denn die therapeutische Lebensmittelauswahl ist nicht identisch!

Diagnostik bewerten

Die Anamnese, Haut- und Bluttests geben leider eine sehr schlechte Vorhersage auf eine mögliche Weizenallergie. Immer wieder werden auch hohe spezifische IgE-Werte auf Weizen beobachtet, obwohl Weizen problemlos vertragen wird. Insbesondere bei Kleinkindern und Kindern zeigt sich dieses Phänomen überdurchschnittlich oft. Aus diesem Grunde sollte, bevor eine langfristige weizenfreie Ernährung eingehalten wird, die Diagnose einer Weizenallergie immer über eine Eliminationskost mit anschließender Nahrungsmittelprovokation (am besten doppelblind, Placebo-kontrolliert, siehe S. 56) überprüft werden. Nur dies liefert ein zweifelsfreies Ergebnis.

Der Begriff »glutenfrei« heißt nicht zweifelsfrei weizenfrei! Gluten- und weizenfreie Produkte findet man in großer Auswahl im Reformhaus, gut sortierten Supermärkten und Bioläden.

Nährstoffdefizite für Weizenallergiker

Um bei einer weizenfreien Ernährung einer Unterversorgung mit Ballaststoffen, Folsäure und Zink vorzubeugen, ist es hilfreich, eine allergologisch versierte Ernährungsfachkraft hinzuzuziehen. Solange andere heimische Getreidearten vertragen werden, ist kein Nährstoffmangel zu befürchten. Besonderer Kontrolle bedarf aber vor allem das versteckte Vorkommen von weizenhaltigen Produkten in der täglichen Speiseplangestaltung. Denn der notwendige Weizenverzicht hat für den Weizenallergiker vor allem küchentechnisch weitreichende Auswirkungen. Ersatz, sowohl ernährungsphysiologisch als auch küchentechnisch, bieten andere Getreidearten wie Roggen, Hafer, Gerste oder Buchweizen. Bei dem regelmäßigen Einsatz dieser weizenfreien Getreidearten in der tägliche Ernährung ist nicht zu befürchten, dass Mangelerscheinungen entstehen. Bei der Verwendung von glutenfreien Nudel-, Brot- und Backwaren müssen Sie darauf achten, dass die Zutaten wirklich komplett weizenfrei sind und sich gegebenenfalls beim Hersteller rückversichern. Als Weizenersatz können zusätzlich Tapioka, Sorghum (Hirse), Sojamehl, Reis, Quinoa, Mais als Mehl oder Stärke, Kartoffelstärke, Kastanienmehl, Johannisbrotkernmehl, Guarkernmehl und Amaranth eingesetzt werden.

> Beim Einkauf von verpackten Produkten hilft Ihnen die Zutatenliste weiter, bei loser Ware oder beim Außer-Haus-Verzehr hilft nur fragen.

Das Vorkommen von Weizen

Eine Meidung von Weizen ist mit einer großen Änderung im Ess- und Einkaufsverhalten verbunden, da Weizen in der deutschen und mitteleuropäischen Ernährung als Grundnahrungsmittel weit verbreitet und auch in vielen Lebensmitteln enthalten ist. In Keksen, Kuchen und Müsli, in vielen Süßigkeiten, Nudeln und vor allem aber in fast allen Brot- und Brötchensorten findet sich Weizen als Hauptzutat. Als reines Produkt findet man Weizenkörner, -schrot, -grieß, -kleie, -graupen, feine und grobe Vollkornmehle sowie die üblichen Weizenmehle mit den verschiedenen Typenbezeichnungen (dem Ausmahlungsgrad) wie etwa Typ 405, 550 oder 1050. Die Typenzahl gibt den Mineralstoffgehalt in Milligramm pro 100 Gramm an. Die verschiedenen Ausmahlungsgrade beim Mehl haben keinen Einfluss auf die allergene Wirkung des Weizens. In der Zubereitung findet man

Weizen in Saucen, Suppen, Pudding und Brei. Hartweizen wird zur Herstellung von Nudeln, Klößen und Fertiggrieß verwendet. Selbst Sahnesteif und Tortenguss, sogar fertig geriebener Parmesan enthalten oft Weizen. Häufig dient Weizen auch als Trägersubstanz für Aromen. In ausländischen Küchen wird Weizen oft unter anderen Bezeichnungen verwendet. Sowohl Couscous als auch Bulgur sind Weizenprodukte und dürfen bei einer Weizenallergie nicht verwendet werden. Darüber hinaus können Dragees, Zuckerkrusten und einige Medikamente Weizen enthalten. Ein Öl auf Weizenbasis ist nur bei hochgradigen Weizenallergikern ein Problem, zumindest, wenn es ein kaltgepresstes oder natives Weizenkeimöl ist.

Fisch

Auch Krebstiere wie Garnelen, Muscheln, Hummer und Krebse sowie daraus hergestellte Erzeugnisse können heftige Allergiereaktionen auslösen.

Fisch erfreut sich als hochwertiger Eiweißlieferant seit Jahren zunehmender Beliebtheit. Deshalb muss der Fischallergiker insbesondere bei dem Außer-Haus-Verzehr und dem Verzehr von Delikatess- und Feinkostgerichten Vorsicht walten lassen. Der Oberbegriff Fisch umfasst alle flossentragenden Wirbeltiere, die durch Kiemen atmen. Je nach Lebensraum werden sie in See- und Süßwasserfische eingeteilt, bzw. nach ihren Inhaltsstoffen als Fett- und Magerfische bezeichnet. Zu den beliebtesten Fischarten zählen Hering, Seelachs, Rotbarsch, Makrele, Seehecht, Forelle, Scholle und Kabeljau (Dorsch). Tintenfische sind, zoologisch betrachtet, Weichtiere, da sie keine Wirbel enthalten. Sie zählen wie die Krebstiere zu den Meeresfrüchten.

Die Inhaltsstoffe von Fisch

Aus ernährungsphysiologischer Sicht hat der Verzehr von Fisch und Fischprodukten in den letzten Jahren erfreulicherweise deutlich zugenommen. Der hohe Gehalt an essentiellen (lebensnotwen-

FÜR HOCHWERTIGEN ERSATZ SORGEN

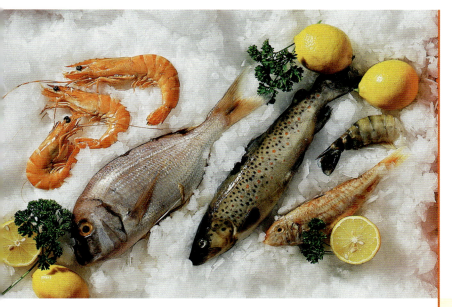

Einige Fische und Meeresfrüchte lösen sehr heftige Reaktionen nach ihrem Verzehr aus.

digen) Aminosäuren sorgt für eine hohe biologische Wertigkeit. Zudem sind Fische sehr gute Nährstofflieferanten. Die Versorgung mit Vitamin D, Fluor und Jod gelingt problemlos, wenn man ein bis zwei Fischmahlzeiten pro Woche verzehrt. Außerdem sind Fettfische (beispielsweise Aal, Hering, Makrele, Thunfisch und Wildlachs) reich an Omega-3-Fettsäuren.

Stellenwert des Allergens

Fischallergien sind in nordischen und asiatischen Ländern sowie im Mittelmeerraum häufiger als in Deutschland. Doch mittlerweile nehmen allergische Reaktionen auf Fisch und Fischprodukte auch in unseren Breitengraden zu. Allergische Reaktionen auf Fisch kommen im Vergleich zu Reaktionen auf Fleisch häufiger vor und Betroffene müssen mit meist sehr heftigen Symptomen rechnen.

Bei Fischallergien sind Kinder und Erwachsene gleichermaßen betroffen. Eine nachgewiesene Fischallergie bleibt meist lebenslang bestehen.

Das Allergen

Am besten untersucht sind die Allergene des Kabeljaus (Dorsch). Man weiß, dass sie vor allem im Muskelfleisch vorkommen. Bekannt ist auch, dass die Fischallergene auffällig hitze- und enzymstabil sind. Der Fischallergiker kann weder durch Kochen, Dünsten, Räuchern oder andere Garprozesse die Aggressivität des Allergens beeinflussen. Somit wird bei einer Fischallergie weder roher noch gebratener oder gekochter Fisch vertragen. Selbst Dämpfe können zum Teil schwere Reaktionen hervorrufen. Es ist und bleibt ein sehr potentes Allergen – in jedem Zustand. Da das bekannteste Kabeljauallergen in ähnlichen Formen auch in anderen Fischarten nachgewiesen wurde, erklären sich mögliche Kreuzreaktionen auf andere Fischarten.

Diagnostik bewerten

Die Anamnese ist bei dem Nachweis einer Fischallergie die wegweisende und tragende Säule. Meist beschränkt sich die Bestimmung bei nachfolgenden Haut- und Bluttests im ärztlichen Alltag daher auf den Nachweis von Antikörper auf Kabeljau (Dorsch). Aus Studien weiß man, dass etwa 85 Prozent der kabeljau-positiv getesteten Kinder auch auf mindestens eine andere Fischart reagieren. Daraus wird ersichtlich, dass das Hauptallergen sich auch in anderen Fischarten wiederfinden kann. Bei korrekter Durchführung liefern Hauttests mit den Hauttestsubstanzen auf Kabeljau aussagekräftige Ergebnisse. Spezifische isolierte allergische Reaktionen gegen Aal, Forelle, frischen Thunfisch, Kaviar und dem zu den Weichtieren zählenden Tintenfisch werden eher selten nachgewiesen. Bei Übereinstimmung der Anamnese mit den vorliegenden Haut- und Bluttests wird bei Fisch meist auf eine Provokation verzichtet. Im Zweifelsfall kann ein Reib-, Scratch- oder Prick-zu-Prick-Test (siehe S. 37 ff.) hier noch Sicherheit bringen. Nur in wenigen dokumentierten Einzelfällen könnte die

Selbst bei fertig zu kaufenden Fleischsaucen müssen Fischallergiker aufpassen, denn diese enthalten zuweilen Fischextrakt zur Geschmacksverbesserung.

Forelle verträglich sein. Dies sollte dann aber als Provokation unter stationären Bedingungen geklärt werden. Im Ernährungsalltag allerdings ist die Unterscheidung der einzelnen Fischarten in den jeweils angebotenen Speisen nicht zuverlässig zu klären. Deshalb und aufgrund der zu erwarteten Heftigkeit der Reaktionen wird bei eindeutigem Nachweis einer Allergie auf Fisch sicherheitshalber meist der komplette Verzicht auf Fisch und Fischprodukte (Süßwasser- und Salzwasserfische) empfohlen.

Nährstoffdefizite für Fischallergiker

Speisepläne gänzlich ohne Fisch zusammenzustellen, erfordert schon ein wenig Nährstoffberechnung, um mögliche Nährstoffdefizite zu vermeiden. Gerade für Jod, Vitamin D und Fluor sollte adäquater Ersatz gefunden werden. Das hochwertige Eiweiß kann durch andere tierische Produkte ersetzt werden. Auch dem Verzehr der essentiellen Fettsäuren aus anderen Lebensmitteln sollte genügend Gewicht geschenkt werden. Gelingt dies, sind keine Nährstofflücken zu erwarten.

Das Vorkommen von Fisch

Aufgrund der hohen ernährungsphysiologischen Bedeutung ist der Verzehr von Fisch und Fischprodukten, frisch oder tiefgekühlt, in der Bevölkerung stark angestiegen. In verarbeiteter Form wird Fisch in Suppen, Saucen, als Fertiggericht oder als Feinkostsalat angeboten. Da für Fischallergiker sowohl die Rohware als auch die verarbeiteten Produkte allergieauslösend sein können, sollten Sie beim Außer-Haus-Verzehr oder beim Essen bei Freunden auf Ihre Fischallergie hinweisen und je nach Krankengeschichte auch eine Notfallapotheke bei sich tragen. Wie diese zusammengestellt sein soll, besprechen Sie am besten mit Ihrem Arzt.

Das Spurenelement Jod wird in der Schilddrüse gespeichert und ist Bestandteil ihrer Hormone. Diese regulieren unter anderem den Wärmehaushalt des Körpers. Salzwasserfische sind die besten Jodlieferanten.

ALLERGENPORTRÄTS

Nüsse und andere Schalenfrüchte

Nüsse haben in der Allergieberatung vor allem deshalb so einen hohen Stellenwert, weil sie bei dem größten Teil der Pollenallergiepatienten ein Problem in der Mahlzeitengestaltung darstellen. Isolierte Allergien auf eine einzige Nusssorte sind sehr selten, meist sind die Patienten auf mehrere Nusssorten gleichzeitig allergisch. Keine Lebensmittelgruppe ist so uneinheitlich wie die Nüsse. Im täglichen Sprachgebrauch verbirgt sich hinter dem Begriff »Nüsse« eine Vielzahl von trockenschaligen Früchten, die zu unterschiedlichen botanischen Familien gehören und, morphologisch betrachtet, in ihrer Fruchtform nicht alle den Nüssen zuzuordnen sind.

Studentenfutter, die beliebte Mischung aus Nüssen und Rosinen, steht für Nussallergiker auf der Verbotsliste.

Sammelbegriff »Nüsse«

Name	Fruchtform	Botanische Familie
Cashewnuss	Steinfrucht	Sumachgewächse
Erdnuss	Hülsenfrucht	Schmetterlingsblütler
Esskastanie	Nuss	Buchengewächse
Haselnuss	Nuss	Birkengewächse
Kokosnuss	Steinfrucht	Palmengewächs
Macadamianuss	Balgfrucht	Proteusgewächse
Mandel	Steinfrucht	Rosengewächse
Muskatnuss	Samen	Muskatnussgewächse
Paranuss	Kapselfrucht	Topffruchtbaumgewächse
Pekannuss	Steinfrucht	Walnussgewächse
Pinienkerne	Samen	Kieferngewächs
Pistazie	Steinfrucht	Sumachgewächse
Walnuss	Steinfrucht	Walnussgewächse

Aufgrund möglicher Kreuzreaktion zu Pollen spielen die Hasel- und die Walnuss eine bedeutende Rolle. Eher unbedeutend im allergologischen Beratungsalltag sind die Muskatnuss und die Kokosnuss, obwohl auch hier vereinzelt heftige klinische Reaktionen beschrieben wurden. Aus der Aufstellung im Kasten unten links wird deutlich, dass es kaum möglich ist, einheitliche Aussagen über die verschiedenen »Nüsse« zu treffen. Jeder Fall muss einzeln beraten werden.

Die Inhaltsstoffe von Nüssen

Nüsse liefern gut verwertbare Fette. Haselnüsse enthalten ein hochwertiges Eiweiß und von allen genannten »Nüssen« die höchste Menge an Vitamin E. Cashewnüsse und Mandeln bestechen durch ihre hohe Menge an Beta-Carotin, während die Macadamianuss den höchsten Gehalt an einfach ungesättigten Fettsäuren bietet.

Stellenwert des Allergens

Wenn Kinder anaphylaktische Reaktionen am ganzen Körper zeigen, sind Erdnüsse die häufigste Ursache, dicht gefolgt von anderen Nüssen. Zudem haben Nüsse eine große Bedeutung für Pollenallergiker. Denn da etwa 60 Prozent der Patienten mit einem durch Bindehautentzündung begleiteten Schnupfen (Rhinokonjunktivitis) auch unter pollenassoziierten Nahrungsmittelallergien leiden, ergibt sich eine hohe Brisanz bei einem möglichen Verzehr von Nüssen oder nusshaltigen Substanzen.

Das Allergen

Die Allergene der verschiedenen Nüsse sind ebenso uneinheitlich wie es der Sprachgebrauch zeigt. Allerdings sind die meisten Allergene hitzestabil und können weder durch einen Garprozess noch durch andere Verarbeitungsverfahren inaktiviert werden. Neueste

Bei einer Nuss im botanischen Sinne verholzen alle drei Schichten der Fruchtwand zu einer harten Schale, die einen oder mehrere Samen einschließt. Die Esskastanie und die Haselnuss sind »echte« Nüsse. Bei den Steinfrüchten bildet sich die mittlere Schicht der Fruchtwand, wie beim Pfirsich, zu einem fleischigsaftigen Gewebe aus oder sie bleibt faserig, wie bei der Walnuss und der Kokosnuss.

Bei einem oralen Allergiesyndrom verspüren die Patienten ein Brennen im Mund, die Zunge schwillt an, die Lippen fühlen sich taub und geschwollen an, und Schwellungen im Bereich des Kehlkopfes können zu Atemnot führen.

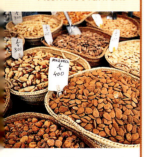

Nüsse können auch in Schokolade, Backwaren und Müslimischungen enthalten sein.

Erkenntnisse deuten darauf hin, dass Erhitzungsprozesse bei der Haselnuss bei einem Teil der Allergiker sogar zu noch stärkeren allergischen Reaktionen führen können. Lediglich die Allergene der Mandel scheinen hier eine Ausnahme zu bilden. Die bekannten Allergene der Mandel verlieren ihre allergene Potenz durch Erhitzen, so dass sie in gegartem Zustand für die meisten Patienten verträglich sind.

Diagnostik bewerten

Die eindeutige Diagnose einer Nussallergie ist schwierig. Vor allem bei den Pollenpatienten müssen auch individuelle Schubfaktoren mitbedacht werden. Führend ist hier die Anamnese zu betrachten, da die Patienten häufig von einem oralen Allergiesyndrom nach Verzehr von Nüssen berichten. Oft lassen sich auch im Hauttest und im Bluttest Auffälligkeiten nachweisen. Doch kann hieraus in den meisten Fällen nur im Zusammenhang mit dem mit der Luft aufgenommenem Leitallergen eine richtungsweisende Aussage für den Speiseplan getroffen werden, wie das Beispiel der Birke als Leitallergen für Haselnüsse zeigt: Birkenpollenallergiker zeigen zu 75 Prozent eine Empfindsamkeit auf Haselnuss, die sich aber nur in 50 Prozent aller Fälle mit einer klinischen Reaktion, also einer immer wiederkehrenden Reaktion nach Verzehr von Haselnüssen, bestätigen lässt. Dies macht deutlich, dass gerade bei dem Verdacht auf eine Nussallergie ein allergologisch geschultes Team aus Arzt und Ernährungstherapeut aufgesucht werden sollte. Ein genereller Verzicht auf alle Nüsse ist vor allem aufgrund der uneinheitlichen Allergene nicht sinnvoll.

Nährstoffdefizite für Nussallergiker

Der Nussallergiker kann meist auf eine Vielzahl von Ölsaaten zurückgreifen, die seine Nährstoffbilanz in der Waage halten. Selbst bei Vegetariern und Veganern ist ein Nussverbot nicht gleichbedeutend

ERDNÜSSE KÖNNEN
TÜCKISCH SEIN

mit einer Nährstoffunterversorgung. Hier bedarf es sicherlich einer strengeren Nährstofffeinanalyse, aber in den allermeisten Fällen ist ein Nussverzicht problemlos für die ausgeglichene Nährstoffbilanz.

Das Vorkommen von Nüssen

So breit gefächert die Nussgruppe ist, so unterschiedlich sind die daraus hergestellten Produkte. Vor allem in Müsli- und Knabbermischungen, Gebäck und in »Vielkornbroten« lauern versteckte Nussquellen. Für die Herstellung von Schokolade und vielen Süßigkeiten werden häufig nusshaltige Produkte verwendet, die allerdings bei verpackter Ware kennzeichnungspflichtig sind. Auf die Verwendung von kaltgepressten Nussölen sollten Nussallergiker verzichten.

Erdnuss

Die Verwendung der kostengünstigen Erdnuss hat in Europa viele technologische Verarbeitungsprozesse ermöglicht. Ein Verzicht dieser Hülsenfrucht in der Speiseplangestaltung wirkt sich insbesondere bei der Verwendung von verarbeiteten Nahrungsmitteln aus. Die einjährige Erdnusspflanze stammt aus Südamerika und wächst in vielen Ländern der Tropen und Subtropen. In ihren länglichen Hülsen wachsen meist zwei Samen heran, die von einer dünnen, papierartigen rotbraunen Schale umgeben sind.

Erdnüsse gehören zu den stärksten Allergenen. Sie können schon in minimalen Mengen Symptome auslösen.

Die Inhaltsstoffe von Erdnüssen

Erdnüsse weisen von allen Nüssen und Ölsaaten das meiste Eiweiß auf. Die Eiweißmenge ist höher als in tierischen Produkten, jedoch enthalten sie fast so viel Purine wie dunkles Fleisch (Rinderfilet, Kaninchen). Bezüglich des Fettgehaltes ist das gute Verhältnis zwischen einfach und mehrfach ungesättigten Fetten zu nennen. Als

Lieferant für Kalium, Magnesium, Fluorid, Vitamin E und Folsäure können Erdnüsse einen bedeutsamen Beitrag leisten. Allerdings muss man die Nährstoffzufuhr auch in Relation zu der Energie sehen, die man pro Portion aufnimmt.

Stellenwert des Allergens

Allergische Reaktionen auf Erdnuss gehören zu den gefährlichsten Allergien. Bei Kindern sind die Beschwerden mit schweren Kreislaufzusammenbrüchen (Anaphylaxien) am häufigsten auf die Erdnuss zurückzuführen. Diese allergischen Reaktionen können jedoch genauso häufig im Erwachsenalter auftreten. Da auch erdnusshaltiger Staub durch Einatmen allergische Reaktionen hervorrufen kann, ist eine entsprechend umfassende Information über ihr Allergen gerade bei den Erdnussallergikern lebenswichtig.

Erdnüsse gehören botanisch zu den Hülsenfrüchten, auch wenn sich ihre Frucht nicht von alleine öffnet und demnach morphologisch eine Nuss ist.

Das Allergen

Mögliche Kreuzreaktionen zu den anderen Hülsenfrüchten Soja, Erbse, Bohne, Linse, Traganth, Bockshornklee, Johannisbrotkernmehl oder Guarkernmehl sind zwar möglich, aber selten. Dies gilt es, im Einzelfall, insbesondere bei den Patienten mit einer Pollensensibilisierung, zu prüfen. Mögliche Kreuzreaktionen zu Walnüssen, Cashewnüssen und Pistazien sind beschrieben und müssen individuell überprüft werden. Die bislang bekannten Allergene sind allesamt potent, aber sehr unterschiedlich. Den meisten bekannten Erdnussallergenen ist gemein, dass sie durch sämtliche Verarbeitungsprozesse nicht abzuschwächen sind. Im Gegenteil – durch Erhitzen oder Rösten kann das allergene Potenzial sogar noch zunehmen. Hinzu kommt, dass auch schon kleinste Spuren zu schwerwiegenden Reaktionen führen können. Dies lässt sich in der Schärfe derzeit für kaum ein anderes Nahrungsmittelallergen nachweisen.

Diagnostik bewerten

Sicherlich ist die Anamnese bei Erdnussallergikern eine zuverlässige Säule der Diagnostik. Aber im Vergleich zu anderen Nahrungsmittelallergenen kann auch der negative Hauttest mit herkömmlichen Extrakten eine recht zuverlässige Aussage über eine Verträglichkeit der Erdnuss geben. Der positive Hauttest deutet in etwa einem Viertel aller Fälle auf eine mögliche klinische Relevanz einer Erdnussallergie hin. Allerdings zeigen Erdnussallergiker häufig auch auf andere Leguminosen (Hülsenfrüchte) sichtbare Haut- und Bluttestergebnisse. Diese sind jedoch meist nicht relevant und es bedarf hier – vor allem bei begleitender Gräserpollensensibilisierung – auf jeden Fall der individuellen Beratung bzw. Nahrungsmittelprovokation mit den verdächtigen Hülsenfrüchten. Somit bleiben das Zusammensetzen von Anamnese, Haut- und Bluttests – einschließlich der Auswertung eines Symptom- und Ernährungsprotokolls – die routinemäßigen Bausteine der Diagnostik. Stimmen diese Ergebnisse überein, wird bei Erdnussallergikern meist auf eine Nahrungsmittelprovokation verzichtet.

> Die Möglichkeit, dass sich eine einmal diagnostizierte Erdnussallergie verliert, ist gering.

Nährstoffdefizite für Erdnussallergiker

Der Verzicht auf Erdnuss in der täglichen Ernährung gefährdet die Nährstoffbilanz nicht. Im Gegenteil, vor allem der Verzicht auf Erdnussknabbereien wirkt sich häufig positiv auf die Kalorienzufuhr und damit auf das Körpergewicht aus. Bei sehr strenger diätetischer Führung kann ein Erdnussverbot allerdings weitreichende negative Folgen für die tägliche Mahlzeitengestaltung haben. Denn Erdnuss und erdnusshaltige Bestandteile sind an der Tagesordnung, wenn auch mal Halbfertig- oder Fertigprodukte eingesetzt werden. Dies muss im Einzelfall kritisch hinterfragt werden und die entsprechenden Lebensmittel im Zweifelsfall lieber weggelassen werden.

Das Vorkommen von Erdnuss

Erdnüsse sind vor allem in Knabberartikeln und Gebäck üblich. Nuss-mischungen – auch mit der Hülsenfrucht Erdnuss – sind in jedem Supermarktregal zu finden. Die Verwendung in Keksen, Müslis und Schokolade ist häufig. Hersteller von aromatisierten Lebensmittel z. B. Kaffeespezialitäten, greifen auch oft auf Produkte mit verar-beiteten Erdnussbestandteilen zurück. Röstprodukte oder frittierte Lebensmittel werden häufig in Erdnussöl zubereitet. Inwieweit dies für Erdnussallergiker verträglich ist, kann derzeit nicht verlässlich bewertet werden. Bei Besuchen von asiatischen Restaurants sollte man jedoch bedenken, dass die Speisen in Erdnussöl zubereitet wer-den könnten.

Sesam

Im Zuge der immer beliebteren Biokost und dem Bewusstsein für eine gesunde Ernährung hat der Verzehr von Sesam stark zugenom-men. Daher müssen Sesamallergiker insbesondere bei »vollwertigen« Gerichten Vorsicht walten lassen. Unter Sesam wird der Sesamkern oder die Sesamsaat verstanden. Sesam wird heute aus Indien und China nach Deutschland importiert. Er wird in ungeschältem oder geschältem Zustand angeboten und verarbeitet.

> Sesam erfreut sich vor allem in der vegetarischen und vollwertigen Ernährung großer Beliebtheit. Er ist recht aromatisch und schmeckt leicht nussig.

Die Inhaltsstoffe von Sesam

Sesamkerne enthalten 50 Prozent Fett und 17 Prozent Protein und liefern damit verhältnismäßig viel Energie. Außerdem ist ihr Anteil an Kalzium, Magnesium, Kupfer und Biotin erwähnenswert. Auch der Gehalt an Folsäure ist beträchtlich. Der hohe Energiegehalt und der absolute Gehalt an Nährstoffen müssen jedoch immer ins Verhältnis zu den tatsächlich verzehrten Mengen gesetzt werden.

IM ZWEIFELSFALL
LIEBER VERZICHTEN

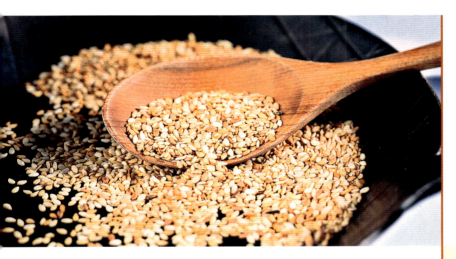

Sesam wirkt frisch und geröstet gleichermaßen allergen.

Stellenwert des Allergens

Immer öfter werden allergische Reaktionen auf Sesam beobachtet, die zu akuten Kreislaufversagen führen. Die Sesamallergie tritt vorwiegend im Erwachsenenalter ohne »Vorboten« auf und bleibt lebenslang bestehen. Die Sesamsaat enthält verschiedene Allergene. Von den wenigen bislang erforschten Strukturen ist bekannt, dass sie durch Verarbeitungsprozesse in ihrer allergenen Potenz nicht zu beeinflussen sind. Weder das Schälen der Sesamsaat noch das Rösten oder Erhitzen kann die große allergische Potenz und somit die Gefährdung des Patienten verringern. Somit muss auch bei kleinsten Mengen mit einer klinischen Relevanz gerechnet werden, was die Gestaltung des täglichen Speiseplans erschwert.

Diagnostik bewerten

Der Nachweis einer möglichen Reaktion auf Sesam ist schwieriger als bei den Nüssen oder Erdnüssen. Die herkömmlichen Extrakte (siehe S. 37) für die Haut- und Bluttests sind nicht so gut wie das natürliche

Da die Verwendung von Sesam vor allem in Gebäck und Getreideprodukten nicht eindeutig erkennbar ist, gleicht der Nachweis der Sesamallergie der Suche nach der Nadel im Heuhaufen.

Lebensmittel Sesam. Zuverlässige Quellen für einen verlässlichen Hinweis sind die Anamnese und, wenn möglich, das Ernährungs- und Symptomprotokoll der auslösenden Situation. Gelingt die Zusammenführung der Anamnese, Ernährungs-/Symptomprotokoll übereinstimmend zu den Haut- und Bluttestauswertungen, wird in den allermeisten Fällen aufgrund der zu erwartenden Schwere der allergischen Reaktion von einer nachfolgenden Provokation abgesehen.

Nährstoffdefizite für Sesamallergiker

Bei Verzicht auf Sesam sind keine Nährstoffdefizite zu erwarten. Selbst bei einer ausgesprochen veganen Ernährung (ganz ohne tierische Produkte) bleiben andere verträgliche Ölsaaten übrig, die für eine ausgeglichene Versorgung mit Nährstoffen sorgen können.

Das Vorkommen von Sesam

Geschälter und ungeschälter Sesam findet sich vor allem in Brot und Gebäck. Nicht immer ist zweifelsfrei zu erkennen, ob Sesam in Vollkorn- oder Fladenbroten enthalten ist. Müsliriegel und vegetarische Gemüsegerichte sind eine häufige, versteckte Fehlerquelle für Sesamallergiker, denn diese müssen selbst Spuren von Sesam aufspüren. Bei dem heute üblichen Marktangebot und der Vielfalt der Bio-Produkte ist die Möglichkeit einer unbeabsichtigten Sesamzufuhr als hoch einzuschätzen. Hier bedarf es einer verantwortungsvollen Aufklärung durch allergologisch versierte Fachkräfte.

Sellerie

Der Sellerie ist aus der Gewürzindustrie schwer wegzudenken. Für Sellerieallergiker ergeben sich insbesondere bei der Verwendung von Fertiggerichten Probleme in der Mahlzeitengestaltung. Ursprünglich

> Durch die neue Kennzeichnungspflicht für Sesam, die seit November 2005 bei verpackter Ware verbindlich ist, kann man den Samen besser auf die Spur kommen.

wurde Sellerie nicht nur als Gemüse und Gewürz verwendet, sondern hatte auch eine Bedeutung als Heilpflanze. Heute ist Sellerie vermutlich das am meisten verwendete Gewürz in der deutschen Küche. Die Verwendung als Heilmittel dagegen ist in Vergessenheit geraten. Die Selleriepflanze ist ein Doldenblütler. Während beim Knollensellerie die verdickte Sprossachse, die Nährstoffe speichert, gegessen wird, sind beim Staudensellerie die kräftigen Blattstiele die essbaren Teile.

Die Inhaltsstoffe von Sellerie

Sellerie zeichnet sich weniger durch besondere Nährstoffe für eine ausgewogene Ernährung, sondern eher durch seinen charakteristischen Geschmack aus. Verantwortlich hierfür sind bioaktive Substanzen, vor allem die sekundären Pflanzenstoffe.

Stellenwert des Allergens

Reaktionen auf Sellerie treten am häufigsten im Rahmen einer pollenassoziierten Nahrungsmittelallergie und damit eher im Jugend- und Erwachsenenalter auf. Eine isolierte Sellerieallergie ist selten. Der Sellerie ist eines der wichtigsten Kreuzallergene bei einer Birken- aber auch bei einer Beifußpollensensibilisierung (siehe Kreuzallergien S. 120 f.). Der Verzehr kann Lippen- oder Zungenschwellung, Kribbeln, Schluckbeschwerden, aber auch Beschwerden im Magen-Darm-Trakt auslösen. Es sind schwerwiegende und lebensbedrohliche Reaktionen nach Genuss von Sellerie bekannt. Neben klassischen Soforttypreaktionen kann der Genuss von Sellerie aber auch einen Ekzemschub bei Neurodermitikern mit entsprechenden Pollensensibilisierungen auslösen. Letzteres ist zwar nicht lebensbedrohlich, aber für die Betroffenen meistens sehr schwierig herauszufinden, da die Ekzemverschlechterungen in der Regel erst am Folgetag auftreten.

> Selbst im Restaurant muss ein Sellerie-allergiker aufpassen, und besser vorher erfragen, ob die Gerichte mit Sellerie oder Gewürzmischungen, die diesen enthalten, zubereitet werden.

Das Allergen

Die Fähigkeit der bekannten Sellerieallergene, eine Allergie auszulösen, ist uneinheitlich. Die Allergene sind nur zum Teil hitzestabil, so dass es möglich ist, dass Sellerie in gekochter Form vertragen wird, wenn er roh gemieden werden muss. Sellerie wird oft als ein so genanntes Leitallergen der birken- bzw. beifußpollenassoziierten Nahrungsmittelallergie bezeichnet. Kreuzreaktionen zu anderem Gemüse und anderen Gewürzen sind möglich, seltener auch zu Obst. So zeigt sich bei den Birkenpollenallergikern häufig, dass Sellerie in gekochter Form verträglich ist, während es bei den Beifußpollenallergikern auch in gegarter Form Reaktionen auslösen kann. Selleriehaltige Gewürzmischungen können aber auch bei Birkenpollenallergikern, die gekochten Knollensellerie vertragen, schwerwiegende Reaktionen auslösen. Welche der Kreuzreaktionen im Einzelfall klinisch eine Rolle spielen, muss individuell ermittelt werden.

> Sellerie kann in seltenen Fällen auch Kreuzreaktionen zu Möhren, Kümmel, Petersilie, Fenchel und Anis bewirken.

Diagnostik bewerten

Die Diagnostik einer Sellerieallergie hat es in sich! Die Auswertung der Krankengeschichte führt nur selten zu dem Verdacht, da viele Patienten Sellerie nicht bewusst verzehren und folglich keine Verbindung zu auftretenden Beschwerden sehen. Ohne Ernährungs- und Symptomtagebuch kommt man häufig nicht weiter. Es sei denn, die Beschwerden werden direkt nach Nahrungsaufnahme etwa als Kratzen im Hals oder Kribbeln im Mund wahrgenommen. Blut- und/oder Hauttests sind wichtig, können aber nur mit einem guten allergologischen Hintergrundwissen sinnvoll eingesetzt werden, da sie häufig auch Ergebnisse ohne klinische Relevanz zeigen. Das Vorliegen einer Sensibilisierung auf Birken- oder Beifußpollen kann bei chronischen Magen-Darm-Beschwerden oder einer Neurodermitis einen Hinweis auf eine Sellerieallergie geben. Möchte man eine Allergie auf Sellerie im Hauttest nachweisen, ist der Test vorzugsweise als Nativtest mit frischem Sellerie durchzuführen. Bei Bluttests können positive Ergebnisse, vor allem für entsprechende Kreuzallergene, auf eine stumme Sensibilisierung hinweisen. Entscheidend bleibt die Auswertung der Ernährungs- und Symptomprotokolle. Hier können durch entsprechende Nachfrage nach den Zutaten der verwendeten Produkte eindeutige Verträglichkeitsmöglichkeiten herausgearbeitet werden. Bei weiterer Unklarheit und Spättypreaktionen sollte eine Nahrungsmittelprovokation (doppelblind, Placebo-kontrolliert) durchgeführt werden, die dann ein klares Ergebnis zeigt.

Nährstoffdefizite für Sellerieallergiker

Die Vermeidung von Sellerie als Gemüse und als Gewürz ist nicht mit dem Risiko einer Mangelernährung für bestimmte Nährstoffe verbunden. Lediglich wenn eine ganze Reihe von pollenassoziierten Lebensmitteln aus dem Speiseplan wegfällt, kann es problematisch mit der Versorgung einiger Vitamine und Mineralstoffe werden.

Das Vorkommen von Sellerie

Obwohl viele Menschen behaupten, Sellerie nicht zu mögen, ist er aus der traditionellen deutschen Küche nicht wegzudenken. Der charakteristische Geschmack von Sellerie gibt Mischgewürzen, Instandbrühen (Brühpulver), Brühwürfeln, Tütensuppen und -saucen, Fertiggerichten, Dressings, Aufschnitt und vielen anderen verarbeiteten Lebensmitteln ihren würzigen Geschmack. Die intensiv schmeckenden Blätter dienen vorwiegend der Herstellung von Würzmitteln. Aber auch die Sellerieknolle ist sehr geschmacksintensiv und aus einem klassischen Eintopf nicht wegzudenken. Doch beim Sellerie hat sich die neue Deklarationspflicht positiv ausgewirkt: Das Angebot an selleriefreien Lebensmitteln ist deutlich größer geworden.

Schwierig bleibt es manchmal, Sellerie geschmacklich adäquat zu ersetzen und den Verzicht auf viele Fertigprodukte und Würzmittel konsequent einzuhalten.

Die adäquate Versorgung mit Nährstoffen ist für Allergiker sehr wichtig. Sie müssen Nahrungsmittel richtig einkaufen und zubereiten, um gut leben zu können.

Nahrungsmittel-allergie – und nun?

Prävention, Therapie und Alltagsgestaltung

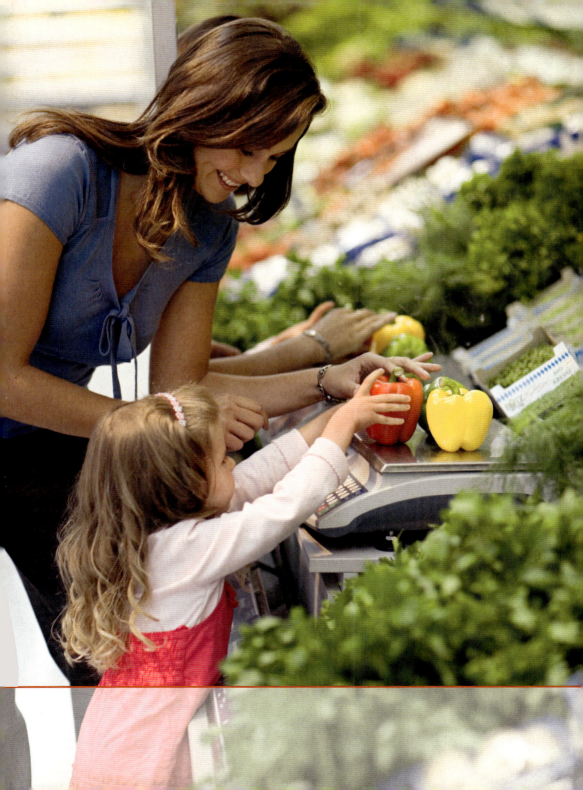

Vermeidung des Allergens

Bei einer nachgewiesenen Nahrungsmittelallergie ist die Meidung (Karenz) des Auslösers die Therapie der Wahl. Aber diese Strategie hat es in sich. Sie erfordert ein völliges Umdenken des täglichen Einkaufs- und Zubereitungsverhaltens und will vor allem bei der Außer-Haus-Verpflegung sinnvoll »gelebt« werden. Denn Meidung heißt ja nicht nur, das Allergen in sichtbarer Form, wie etwa das Frühstücksei, einfach wegzulassen. Nein, Meidung bedeutet 100-prozentiger Verzicht auf alle Lebensmittel, die das Allergen enthalten. Gleichzeitig aber sollte es ernährungsphysiologisch sinnvoll ersetzt werden.

Am besten selber kochen

Die Tatsache, dass die meisten Todesfälle durch allergische Reaktionen bei Menschen auftreten, die ihre Allergie kennen und im Alltag berücksichtigen, zeigt, wie schwierig eine vollständige Karenz ist.

Sie müssen darauf achten, alle Lebensmittel, von denen Sie wissen, dass sie das Allergen enthalten, aus dem täglichen Speiseplan zu streichen. Dies kann am sichersten realisiert werden, indem Sie die Speise selbst zubereiten oder sich, bei verpackter Ware, durch einen Blick in die Zutatenliste Sicherheit verschaffen. Alle Lebensmittel, bei denen das Allergen enthalten sein könnte und über die Sie keine klare Auskunft erhalten, stehen fortan auf der Verbotsliste. Nur die 100-prozentige Meidung gibt Ihnen die Sicherheit, dass mögliche, auch schwerwiegende, allergische Reaktionen ausbleiben.

Fachlich fundierte Hilfe

Und trotzdem ist die Karenz erst die »halbe Miete«. Durch den Verzicht auf bestimmte Lebensmittel kann es zu einer unausgewogenen Ernährung und Mangelversorgung an Nährstoffen kommen. Dies gilt es schon in der Anfangsphase der Nahrungsumstellung zu vermeiden. Gerade wenn Allergien auf Grundnahrungsmittel vorliegen, ist eine ernährungstherapeutische Begleitung durch eine allergologisch versierte Fachkraft in der Umstellungsphase von großer Bedeutung. Aber auch wenn häufig vorkommende Allergene wie Obst, Gewürze und Würzpflanzen (beispielsweise Sellerie) gemieden werden müssen, sollte nach eindeutig feststehender Diagnose eine Ernährungstherapie in Anspruch genommen werden. Ganz besonders wichtig ist ein guter Umgang mit der Erkrankung im Kindesalter. Hier muss nicht nur das betroffene Kind, sondern die ganze Familie, die Erzieherinnen im Kindergarten, die Lehrer, die das Kind auf der Klassenfahrt begleiten, lernen, die Allergie zu beachten. Die Kunst daran ist, dass die Erkrankung nicht den Alltag beherrscht! Holen Sie sich deshalb kompetente Unterstützung (siehe Kasten unten).

Krankheitsmanagement fürs Leben

Letztendlich geht es bei der Therapie von Nahrungsmittelallergien um ein alltagstaugliches Krankheitsmanagement, das etabliert werden muss. Nur wenn Sie als Betroffene Ihre Lebensqualität sichern, sich im Idealfall nicht oder lediglich als bedingt eingeschränkt fühlen und – trotz Nahrungsmittelallergie – Ihr Leben genießen können, werden Sie Ihre Empfehlungen zur Nahrungsmittelkarenz ohne Probleme »durchhalten« können.

Im Kindesalter, in dem einerseits das Wachstum und die geistige Entwicklung im Vordergrund stehen, andererseits aber auch wichtige prägende Erfahrungen gemacht werden, ist ein gelungenes Krankheitsmanagement die Voraussetzung für ein unbeschwertes Aufwachsen.

Hilfe in Wohnortnähe

Adressen von allergologisch versierten Ernährungsfachkräften in Ihrer Nähe erhalten Sie über das Internet bei:

www.ak-dida.de	Arbeitskreis Diätetik in der Allergologie e.V.
www.daab.de	Deutscher Allergie- und Asthmabund e.V.
www.vdd.de	Verband der Diätassistenten e.V.
www.vdoe.de	Verband der Oecotrophologen e.V.

Kritische Nährstoffversorgung

Wie Sie Ihrem Allergen auf die Spur kommen und ihm möglichst aus dem Weg gehen, ist für Sie jetzt vorstellbar geworden. Aber wie sieht es mit der ausgewogenen Ernährung aus? Lassen sich Lebensmittel, die aufgrund einer Allergie wegfallen, überhaupt ersetzen? Um eine vernünftige Aussage über die möglichen Nährstoffdefizite, die sich durch den Verzicht eines Allergens in der täglichen Ernährung ergeben, treffen zu können, muss noch einmal die Nährstoffbilanz im Gesamten bewertet werden.

Im Allgemeinen

Mit entsprechenden Nährstofftabellen kann Ihnen eine Ernährungsfachkraft dabei helfen, Ihren Speiseplan ernährungsphysiologisch richtig zu gestalten.

Die Daten des Ernährungsberichtes 2004 zeigen deutliche Defizite bei einigen Nährstoffen in der Gesamtbevölkerung auf. Im Einzelnen sind folgende Daten für die Ernährungssituation von Allergikern aber von besonderer Bedeutung: Der Verbrauch pflanzlicher Produkte, also von Gemüse und Obst, ist zwar in der deutschen Allgemeinbevölkerung anteilig im Vergleich zu den Vorjahren erfreulicherweise deutlich gestiegen, aber trotzdem ist der durchschnittliche Verzehr von frischen oder unverarbeiteten tiefgekühlten Gemüse- und Obstwaren immer noch weit unterhalb der Empfehlungen der Fachgesellschaften. Die tägliche Menge Gemüse (300 bis 400 Gramm), wöchentlich einmal eine Mahlzeit mit Hülsenfrüchten und eine tägliche Rohkostmahlzeit – zu der auch Blattsalate zählen – werden nur von wenigen Bundesbürgern verzehrt. Bei Obst gibt die Empfehlung täglich zwei Portionen an, und auch da sieht die Sachlage ähnlich aus. Dadurch liegt die Ballaststoffzufuhr fast aller Personengruppen niedriger als die empfohlenen Richtwerte von etwa 30 Gramm pro Tag für einen Erwachsenen.

NÄHRSTOFFE UND VITALSTOFFE

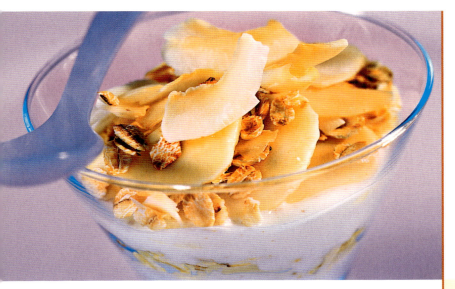

Milch und Milchprodukte sind die besten Kalziumlieferanten. Ein Verzicht auf sie erfordert eine gute Lebensmittelauswahl, um die Gesundheit nicht zu gefährden.

Versorgung mit Kalzium

Ähnlich unzureichend ist die Gesamtversorgung nicht nur bei den Erwachsenen, sondern vor allem bei den Kindern, hinsichtlich der Kalziumzufuhr zu bewerten. Die ausreichende Kalziumzufuhr ist aber ein Grundpfeiler zur Vorbeugung der Osteoporose. Bei dieser Krankheit verlieren die Knochen an Stabilität und Belastbarkeit.

Vitamin D

Das Vitamin D spielt eine wichtige Rolle im Knochenstoffwechsel. Und auch für diesen Nährstoff sind die erzielten Zufuhrwerte in den letzten Jahren in vielen Altersgruppen kritisch. Vitamin D ist ein fettlösliches Vitamin. Da auf der einen Seite die Zufuhr an Fetten aber zu hoch ist und daher durchaus fettmoderate oder fettärmere Speisen manchen Speiseplänen gut täten, führt die Auswahl an fettarmen Produkten aber dann auch zwangsläufig zu einer noch schlechteren

Vitamin D ist das einzige Vitamin, das unser Körper selber produzieren kann, aber nur, wenn Sonnenstrahlen auf die Haut treffen.

NAHRUNGSMITTEL-ALLERGIE – UND NUN?

Folsäure sollte schon in der Schwangerschaft in ausreichender Menge zugeführt werden, um die Entwicklung des ungeborenen Kindes zu fördern. Das B-Vitamin wird für die Blutbildung und die Zellteilung das ganze Leben lang benötigt.

Vitamin-D-Versorgung. Insbesondere bei Kindern und Jugendlichen liegt die durchschnittliche Zufuhr erheblich unterhalb der Empfehlungen. Vitamin D könnte der Körper durch Sonnenbestrahlung (UV-Exposition) zwar auch selbst synthetisieren, da aber die aktive Freizeitbeschäftigung häufig nicht mehr mit viel Bewegung im Freien stattfindet, sondern der Computer oder Fernseher dem Sportplatz in der Sonne den Rang abgelaufen hat, sind auch hier kritische Nährstoffbilanzen an der Tagesordnung.

Folsäure

Bedenkenswert aber ist die Folsäureversorgung der gesamten Bevölkerung. Dieses so wesentliche Vitamin der B-Gruppe ist für alle Zellbildungen wichtigste Voraussetzung. Daher ist die deutlich ungünstige Zufuhr bei allen Altersgruppen kritisch zu bewerten.

Zu erwartende Nährstoffdefizite bei Meidung von bestimmten Lebensmitteln

Auslöser	Mögliche kritische Nährstoffe
Kuhmilch	Kalzium, Fluor, tierisches Eiweiß, Vitamin B2, Vitamin D, Zink
Hühnerei	Biotin, Selen, Vitamin A, Vitamin B2, Vitamin D, Vitamin E
Weizen	Ballaststoffe, Chrom, Folsäure, Magnesium, Mangan, Niacin, Silicium, Vitamin B2
Soja	Fluor, Folsäure, Kupfer, Mangan, Selen, Vitamin B1, Vitamin B6
Fisch	Fluor, Jod, Selen, Vitamin D, Vitamin E
Nüsse & Ölsaaten	Kalzium, Chrom, Kalium, Kupfer, Magnesium, Vitamin B1, Vitamin E

Nährstoffversorgung der Allergiker im Besonderen

Mit dem Wissen, dass es um unsere Ernährung und die Zufuhr an bestimmten Nährstoffen nicht so gut bestellt ist, wird deutlich, dass der Mahlzeitengestaltung des Allergikers besonders viel Aufmerksamkeit geschenkt werden muss. Siehe dazu die Tabelle links.

Liefern Ersatzprodukte alle nötigen Nährstoffe?

Als Milchallergiker haben Sie vielleicht schon gelesen, was Sie alternativ zum Kochen verwenden können, etwa Kokosmilch, Sojadrink oder Haferdrink. Als Hühnereiallergiker haben Sie sich möglicherweise bereits schlau gemacht, wie Sie trotzdem Kuchen backen können. Sie haben wichtige Informationen erhalten, wie Sie Ihr Allergen küchentechnisch ersetzen können. Diese Hilfen ermöglichen Ihnen, Ihre gewohnten Speisen auch weiterhin zubereiten zu können. Aber ist damit auch ein Ersatz im Sinne einer bedarfsdeckenden Ernährung gegeben? Nehmen Sie trotz Allergenvermeidung alle Nährstoffe, die Ihr Körper für ein leistungsfähiges und gesundes Leben braucht, in ausreichender Menge zu sich? Kokosmilch, Sojadrink und Haferdrink eignen sich wirklich nur für den küchentechnischen Ersatz. Was die Kalziumversorgung angeht, brauchen Sie kalziumreiche Lebensmittel, um Ihrem Knochengerüst auf Dauer nicht zu schaden. Hier sollten beispielsweise kalziumangereicherte Sojaprodukte, kalziumangereicherte Reis- oder Haferdrinks, sehr kalziumreiches Mineralwasser, Lebensmittel mit einem hohen Kalziumgehalt und kalziumangereicherte Säfte als Erstes auf Ihrer Austauschliste stehen. Am sinnvollsten ist es, verschiedene Kalziumquellen zu verwenden, um über eine gemischte Auswahl eine ausreichende Aufnahme zu gewährleisten. Gleichzeitig führt der Milchverzicht aber auch zur

> Auf lange Sicht kann eine Nährstoffunterversorgung zu Mangelerscheinungen führen. Vor allem bei Kindern muss man aufpassen, damit sie sich körperlich und geistig gut entwickeln können.

Verstärkung des Vitamin-D-Defizits. So entsteht hier durchaus ein deutliches Nährstoffproblem, das einer besonderen Aufmerksamkeit bei der Erstellung der Speisepläne bedarf.

Protein aus Ei

Auch wenn wir eigentlich tendenziell mehr Protein zu uns nehmen als erforderlich, kann auch eine strikte Vermeidung von Hühnerei zu einer zu niedrigen Proteinzufuhr beitragen. Diese Gefahr ist besonders dann gegeben, wenn neben Hühnerei auch andere wichtige Grundnahrungsmittel gemieden werden, die gute Eiweißlieferanten sind. Erschwerend kommt hinzu, dass gerade Säuglinge und Kinder von Allergien auf Grundnahrungsmitteln betroffen sind. In Wachstumsphasen sind unzureichend zugeführte Nährstoffe natürlich noch mit sehr viel gravierenderen Folgen verbunden, die die körperliche und geistige Entwicklung des Kindes negativ beeinflussen können (siehe »Im Kindesalter« S. 112).

> Vitamin C übernimmt viele Funktionen im Körper. Es unterstützt das Immunsystem und stabilisiert die Psyche.

Besonderheiten bei pollenassoziierten Nahrungsmittelallergikern

Doch auch im Erwachsenenalter kann es zu deutlichen Einschränkungen kommen, die es schwierig machen, die Versorgung mit allen Nährstoffen sicherzustellen. Wenn z. B. im Rahmen einer pollenassoziierten Nahrungsmittelallergie diverse Obst- und Gemüsearten plus viele Kräuter, Gewürze und einige Getreidearten aus Unkenntnis und/oder Vorsicht gemieden werden, ist es um eine ausgewogene Ernährung schlecht bestellt. Gerade Folsäure, Vitamin C, Zink, Mangan und Ballaststoffe, aber auch andere wichtige Inhaltsstoffe von pflanzlichen Lebensmitteln werden von Betroffenen mit pollenassoziierten Nahrungsmittelallergien oft nur unzureichend aufgenommen.

BESSER HINTER-
FRAGEN ALS LEIDEN

Ernährungsprotokolle führen

Grundsätzlich sollte nach der Diagnose Nahrungsmittelallergie, insbesondere wenn es sich um Grundnahrungsmittel oder mehrfache Nahrungsmittelallergien handelt, immer eine Überprüfung der Nährstoffversorgung erfolgen. Über ein Ernährungsprotokoll (siehe S. 49) kann Ihre Ernährungsfachkraft analysieren, wo eventuell Versorgungslücken entstehen. Eine solche Analyse dient dann als Grundlage für eine individuelle Optimierung der Ernährungssituation. Ein solches Vorgehen kann frühzeitig verhindern, dass Mangelsituationen entstehen, die dann nur schwer zu beheben sind bzw. neue Symptome hervorrufen.

> Je genauer die Angaben in einem Protokoll über die Essensgewohnheiten sind, desto leichter ist die Auswertung.

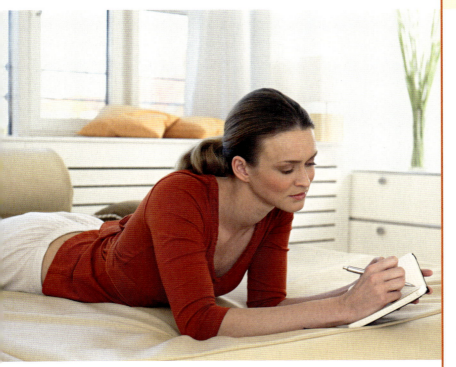

Tagesaufzeichnungen helfen, dem Beschwerdeauslöser auf die Spur zu kommen.

Risikoabschätzung von Diätfehlern

Wenn Sie unter einer Allergie auf eine bestimmte Obstart leiden, sind Diätfehler bei aufmerksamem Verzehr unwahrscheinlich. Meist bleibt nach einer guten allergologischen Diagnostik und Beratung eine genügend große Menge auch von anderen roh verträglichen Obstarten übrig. Beim Einkauf werden Sie diese anderen Obstarten wählen und bei Speisen aus rohem Obst, wie z.B. einem Obstsalat, werden Sie vor Verzehr genau überprüfen, ob Ihre unverträglichen Obstarten mitverarbeitet wurden. Bei erhitzten Obstprodukten wie Kompott, Säften oder Konfitüren ist ein Verzicht häufig gar nicht notwendig, da die meisten Allergene in Obst- und Gemüsearten hitzeempfindlich sind und bei der Verarbeitung ihre allergene Potenz verlieren. Trotz dieser »Entwarnung« sollten Sie natürlich achtsam sein und vor allem mit Ihrem Arzt klären, ob bei Ihnen nicht auch hitzestabile Allergene eine Rolle spielen.

> Eine Allergie auf hitzestabile Allergene ist vorwiegend bei Allergikern aus dem Mittelmeerraum sowie bei Sellerie, Nüssen und Erdnüssen bekannt.

Neue Kennzeichnung

Bei bekannten Allergien auf Nüsse, Samen oder Erdnüsse kann der tägliche Einkauf aufgrund der neuen Kennzeichnungsverordnung deutlich einfacher werden, als es noch vor Jahren möglich war. Auch der Allergiker, der auf Grundnahrungsmittel reagiert, profitiert von der neuen Deklarationspflicht. So würden Sie beispielsweise in geriebenem Käse oder auf der Käserinde nie Eibestandteile vermuten. Beides kann mit Lysozym aus Hühnerei behandelt sein, um es vor dem Verderb zu schützen. Im Zuge der neuen Deklaration finden Sie den Zusatz »Lysozym aus Hühnerei« auf der Verpackung.

Deklarationspflicht für verpackte Ware

Seit November 2005 müssen EU-weit die wichtigsten zwölf Hauptauslöser einer Nahrungsmittelunverträglichkeit auf der Zutatenliste
aufgeführt sein, sofern sie Zutat in einem Produkt sind. Nur lange
haltbare Lebensmittel (Konserven) können noch vor dem Stichtag
hergestellt und somit nach alter Kennzeichnung deklariert sein. Viele
Hersteller sind sich der Brisanz der versteckten Allergene sehr wohl
bewusst. Und die moderne Analytik ermöglicht auch den Nachweis

Ein bewusstes
Verarbeiten eines
der Hauptauslöser
hat die Nennung
in der Zutatenliste
zwingend zur Folge.

Kennzeichnungspflicht für verpackte Ware

**Zwölf Hauptauslöser von Allergien und anderen Unverträglichkeiten
müssen seit 2005 deklariert werden:**

▸ Eier und Eierzeugnisse

▸ Erdnüsse und Erdnusserzeugnisse

▸ Fisch und Fischerzeugnisse

▸ Glutenhaltiges Getreide = Weizen, Roggen, Gerste, Hafer, Dinkel, Kamut
  oder Hybridstämme davon, sowie daraus hergestellte Erzeugnisse

▸ Krebstiere und Krebstiererzeugnisse

▸ Milch und Milcherzeugnisse (einschließlich Laktose)

▸ Schalenfrüchte, d.h. Cashewnuss, Haselnuss, Macadamianuss (Queens-
  landnuss), Mandel, Paranuss, Pecannuss, Pistazie, Walnuss sowie daraus
  hergestellte Erzeugnisse

▸ Sellerie und Sellerieerzeugnisse

▸ Senf und Senferzeugnisse

▸ Sesamsamen und Sesamsamenerzeugnisse

▸ Soja und Sojaerzeugnisse

▸ Schwefeldioxid und Sulfite (bei einer Konzentration von mindestens
  10 mg/kg oder 10 mg/l)

Mit Warnhinweisen machen Hersteller darauf aufmerksam, dass auch bei größter Sorgfalt während der Produktion in manchen Fällen Spuren eines Allergens im Endprodukt enthalten sein können, und überlassen so dem Allergiker die schwierige Kaufentscheidung.

von Spuren in einem Lebensmittel, selbst wenn es während der Produktion ungewollt in das Endprodukt gelangen sollte. Doch solche Kontaminationen sind gar nicht so selten. Nicht nur Fehler während des Herstellungsprozesses können zu einem ungewollten Allergenvorkommen führen, sondern auch die Nutzung gleicher Produktionsanlagen, nicht vollständig zu reinigenden Produktionsstraßen, Verunreinigungen von Rohware oder beim Transport oder, oder, oder … Die Liste ist endlos. Die meisten Hersteller reagieren inzwischen mit einem vollständigen Verzicht auf bestimmte Allergene bei der Produktion ihrer Lebensmittel oder mit dem Aufdruck eines Warnhinweises im Anschluss an die Zutatenliste. Dort steht dann beispielsweise »kann Spuren von Erdnuss enthalten« oder »Spuren von Milch können nicht ausgeschlossen werden« oder aber auch nur der Hinweis »aus einem Betrieb, in dem auch Nüsse verarbeitet werden«. Mit der detaillierten Kennzeichnung reagieren bereits manche Firmen im Sinne der Produkthaftung.

Kleinste Mengen

Einige Allergiker werden geringe Spuren ihres Auslösers in einem verarbeiteten Lebensmittel vertragen. Aber es gibt durchaus Betroffene, die bereits bei kleinsten Mengen schwerwiegende Reaktionen zeigen. Bekannt ist dies besonders bei Nuss-, Erdnuss-, Fisch- und Sellerieallergikern. Aber auch Allergiker, die nicht hochsensibel reagieren, sollten abwägen, ob der Aufdruck eines Warnhinweises nicht eher zum Liegenlassen im Regal führen sollte. Denn bei Verunreinigungen muss es sich nicht zwangsläufig um Spuren handeln.

Und was ist mit unverpackter, loser Ware?

Problematisch aber bleibt, dass für unverpackte, lose verkaufte Ware oder für das Essen außer Haus weiterhin keine Deklarationspflicht für die im Kasten auf S. 107 genannten Hauptauslöser besteht. Hier sollten Allergiker extrem vorsichtig sein und sich nur auf Auskünfte verlassen, die ihnen wirklich vertrauenswürdig erscheinen. Das Gleiche gilt für Restaurantbesuche, Essen in der Kantine, Einladungen bei Freunden etc. Je nach Allergen sollten Sie daher den Verzehr strikt vermeiden, wenn Ihnen die Zusammensetzung nicht bekannt ist bzw. wenn Sie nicht die vertrauenswürdige Versicherung bekommen haben, dass Ihr Allergie-Auslöser nicht im Essen enthalten ist.

Alltagsregeln für Nahrungsmittelallergiker

Aus all den vorangegangenen Ausführungen wird sicher eines besonders deutlich: Es geht immer um eine individuelle Entscheidung. In jedem Einzelfall geht es um eine Abschätzung, welches Ausmaß der Einschränkung im Hinblick auf die bei Ihnen zu erwartende allergische Reaktion erforderlich ist. Wenn Sie vor Ihrer Auswahl von Lebensmitteln bzw. Speisen die im Kasten auf der folgenden Doppelseite aufgeführten Punkte durchgehen und vorsichtig abwägen, nachdem Sie die Zutatenliste (wenn vorhanden) aufmerksam studiert haben bzw. sich nach Inhaltsstoffen erkundigt haben, gehen Sie einer ungewollten allergischen Reaktion mit großer Wahrscheinlichkeit aus dem Weg. Je hochgradiger Sie reagieren, desto eher werden Sie aus Sicherheitsgründen dazu übergehen, selbst zu kochen und Speisen nur aus frischen Lebensmitteln zuzubereiten. Das bedeutet in der Anfangsphase womöglich eine große Umstellung für Sie. Vielleicht müssen Sie sich mit dem Kochen auch erst vertraut machen. Das Selberkochen hat aber nur Vorteile für Sie. Sie können Ihr Allergen auf diese Weise hundertprozentig meiden und zudem selbst die Qualität Ihres Essens beeinflussen.

Nahrungsmittelallergene, die unabhängig vom Essen vorkommen können, verdienen einer besonderen Beachtung: So enthalten viele Medikamente und Körperpflegemittel gängige Allergene. Das aufmerksame Lesen der Verpackungen sollte zur eigenen Sicherheit zur Tagesroutine werden.

Alltagsregeln für Nahrungsmittelallergiker

Die folgenden Kriterien, Fragen und Gedanken sollen Ihnen bei der Entscheidung für oder gegen ein Lebensmittel helfen

1. Reagieren Sie auf ein hitzeempfindliches Allergen?

Wenn ja, dann sind erhitzte Speisen und Produkte vermutlich unproblematisch für Sie. Lediglich bei Salaten und Rohkost sollten Sie aufmerksam eine Auswahl treffen. Vorsicht ist bei Feinkostsalaten geboten, da die Marinade unter Umständen Ihr Allergen verdecken kann. Salatsaucen enthalten beispielsweise oft Ei.

2. Reagieren Sie auf ein hitzestabiles Allergen?

Wenn ja, dann sollten Sie ganz besondere Vorsicht bei der Auswahl Ihrer Speisen und Lebensmittel walten lassen. Ihr Allergen kann sich in vielen Zubereitungen »verstecken«, in denen Sie es nicht vermuten würden. Auch wenn es unwahrscheinlich klingt, der Mandellikör kann Bestandteile von Pistazien enthalten oder der Fruchtcocktail auch Gemüseextrakte. Lesen Sie immer die Zutatenliste!

3. Wie schwer verliefen allergische Reaktionen bei Ihnen in der Vergangenheit?

Wenn Sie bereits schwerwiegende Reaktionen erlitten haben, sollten Sie extrem vorsichtig sein und auch eventuelle Verunreinigungen meiden. Sicherheitshalber sollten Sie das von Ihrem Arzt verordnete Notfallset (Medikament für den Bedarfsfall) bei sich tragen.

4. Hat sich die Schwere der Reaktionen im Laufe der Zeit verändert? Wenn ja, sind sie stärker oder schwächer geworden?

Nimmt der Schweregrad der Reaktion von Mal zu Mal eher zu, rechnen Sie besser mit dem Schlimmsten, gehen Sie kein Risiko ein und verzichten Sie

---

Ein Set mit Notfallmedikamenten kann von einem Arzt zusammengestellt werden, wenn die Gefahr eines anaphylaktischen Schocks besteht. Dieses beinhaltet meist ein Antihistaminikum, Cortison und ein Adrenalin-Autoinjektor.

zugunsten Ihrer eigenen Gesundheit auf den zweifelhaften Genuss der in Frage kommenden Speise.

5. Reagieren Sie auf Allergene, aus denen Öle hergestellt werden?

Hier sollten Sie beachten, dass es insbesondere bei kleineren Ölmühlen zu Verunreinigungen mit anderen Ölen kommen kann. Dies ist dann von besonderer Bedeutung, wenn Sie ein kalt gepresstes Öl kaufen. So kann z. B. ein kalt gepresstes Leinöl Spuren von Weizen enthalten, wenn in der gleichen Mühle auch Weizenkeime zu Öl verarbeitet werden.

6. Reagieren Sie auf Nüsse oder Samen allergisch?

Im Backgewerbe werden immer mehr Nüsse und Samen eingesetzt. Für hochgradige Allergiker reicht es oftmals nicht aus, Produkte zu wählen, die keine Nüsse oder Samen enthalten. Verunreinigungen können durch Brotregale, auf denen verschiedene Sorten liegen, Brotmesser, die gemeinsam benutzt wurden, während des Transports, aber natürlich auch schon bei der Herstellung entstehen.

7. Kommen Kreuzreaktionen in Frage?

Auch mögliche Kreuzreaktionen sollten bei Ihrer Lebensmittelauswahl bedacht sein. Diese sind besonders bei pollenassoziierten Nahrungsmittelallergien zu bedenken. Hier bedarf es immer der Einzelfallentscheidung, da sich Ihre Reaktionslage im Laufe der Pollensaison stetig ändert. Milchallergiker sollten nur bei eindeutig geklärter Verträglichkeit auf andere Tiermilcharten umstellen. Hühnereiallergiker sollten ohne vorherige Diagnostik keine Eier von anderen Geflügelarten verzehren. Fischallergiker meiden vorsichtshalber besser jeden Fisch. Und Weizenallergiker können nur auf Dinkel, Kamut und andere ältere Weizenarten umstellen, wenn dies im Rahmen der Diagnostik eindeutig als verträglich festgestellt wurde.

Wie ein Detektiv in eigener Sache müssen Sie aktiv werden und alles hinterfragen, was im Alltag geschieht.

Im Kindesalter

Für die Entstehung allergischer Erkrankungen sind neben den genetischen Faktoren auch die Umwelt und eigene Lebensstileinflüsse von Bedeutung. So haben Kinder aus Allergikerfamilien ein besonders hohes Risiko, auch selbst allergische Erkrankungen wie Neurodermitis, allergischen Heuschnupfen und allergisches Asthma zu entwickeln. Doch genetische Anlagen allein reichen für die Entstehung einer Allergie nicht aus. Erst durch das Mitwirken von Umwelteinflüssen kommt es zur Ausprägung einer allergischen Erkrankung. Für die Forschung ist nicht mehr allein die Frage, wie bestimmte Allergien verhindert werden können, interessant, sondern vielmehr, wodurch der Körper zur normalen Auseinandersetzung mit der Umwelt im Sinne einer Toleranz gebracht wird.

> In diesem Unterkapitel geht es um die Frage, ob schon vor der Geburt in Hinblick auf eine eventuell auftretende Allergie gehandelt werden soll. Und wie gesunde und betroffene Kinder am besten ernährt werden.

Allergieprävention

Während vor ein paar Jahren im Sinne einer Prävention (also vor Ausbruch der Allergie) noch die Vermeidung bekannter Allergene durch Mutter und Kind in der Schwangerschaft, Stillzeit und den ersten Lebensjahren proklamiert wurde, ist man mittlerweile von strengen Diätregimen weitgehend abgerückt.

Allergie schon im Mutterleib?

Sensibilisierungen, also die Bildung spezifischer Antikörper, können bereits im Mutterleib oder über die Muttermilch erfolgen. Allerdings sind beide Mechanismen nicht so häufig, als dass man einschneidende Diäten für die Mutter in Schwangerschaft und Stillzeit befürworten würde. Für die Schwangerschaft hat sich herausgestellt, dass eine Allergenvermeidung durch die Mutter keinen Einfluss auf

NICHT IN JEDEM FALL

die Ausbildung von Allergien beim Kind hat. Es gibt sogar Untersuchungen, die zeigen, dass gerade Kinder, deren Mütter bestimmte Allergene gemieden haben, häufiger genau auf dieses Lebensmittel später reagieren. Der Weg der Toleranz konnte durch fehlende Auseinandersetzung mit dem Allergen nicht stattfinden. Zudem ist das Risiko einer unzureichenden Ernährung der Mutter und damit auch des Kindes sehr hoch. Denn zu häufig werden gute Nährstofflieferanten, wie z. B. die Milch einfach »weggelassen«, ohne dass die Nährstoffe, die diese Milch – und Milchprodukte – liefern könnten, adäquat ersetzt würden.

In der Stillzeit

In der Stillzeit wirkt eine Vermeidung von bestimmten Allergenen wie Milch, Ei, Weizen, Soja, Fisch, Nüssen und Erdnüssen zwar in Einzelfällen präventiv. Doch dies gilt nur für Einzelfälle! Eine generelle Empfehlung für allergiegefährdete Kinder und die Ernährung deren Mütter lässt sich daraus bei Weitem nicht ableiten. Die bedarfsdeckende Ernährung und das Wohl von Mutter und Kind sollten hier deutlich im Vordergrund stehen und der potenzielle Nutzen von Eliminationsdiäten (Auslassdiäten) nicht überbewertet werden. Die Belastung und der entstehende Leidensdruck durch eine Auslassdiät sollten neben den Gefahren einer Mangelernährung von Mutter und Kind bei der Abwägung klar ins Gewicht fallen. Viel häufiger kommt es zu einer ungewollten Aufnahme von Lebensmitteln in einer Zeit, in der ausschließlich Muttermilch beziehungsweise eine geeignete Flaschennahrung gefüttert werden sollte. Die häufigsten Fehlerquellen sind die Milchfläschchen, die dem Säugling vielleicht in den ersten Tagen gegeben werden, die »Fütterung« durch ältere Geschwisterkinder oder die gut gemeinte »Beikost« vor dem vierten Monat, weil das Kind ja sonst nicht satt wird ...

In den ersten sechs Lebensmonaten der allergisch veranlagten Kinder sollte das empfindliche Gleichgewicht möglichst wenig gestört werden!

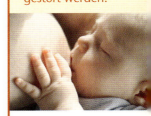

Ausschließliches Stillen bis zum Ende des sechsten Lebensmonats ist die beste Vorsorge.

Keine »vorsorgliche Diät«

Letztendlich muss man sich auch fragen, ob es sinnvoll ist, im Rahmen einer Allergieprävention (vor Ausbruch einer Allergie) Diäten zu empfehlen, die man nach Ausbruch einer Allergie für zu belastend hält. Warum sollte eine vorbeugend durchgeführte Diät leichter einzuhalten sein als eine therapeutisch notwendige? Zumal der Nutzen durch die derzeitige Studienlage noch nicht mal im Ansatz als erfolgsversprechend beurteilt werden kann.

Leitlinie Allergieprävention

Dagegen gibt es aber eine Reihe von gut untersuchten Varianten, die ein Allergierisiko senken können. Sinnvolle Maßnahmen zur Allergieprävention sind in dem Schaubild Leitlinie Allergieprävention (siehe Umschlagklappe dieses Buches) abgebildet. Da zeigen sich vor allem Hinweise zwischen Kindern aus Atopikerfamilien und Kindern ohne familiäre Vorbelastung bei der Wahl der Ersatzmilch, wenn ausschließliches Stillen in den ersten vier Monaten nicht möglich ist. Darüber hinaus werden in dem Schema auch Aussagen zum Thema Haustierhaltung und Menschen getroffen.

Ernährung der Kinder

Im Kindesalter sind Nahrungsmittelallergien bei ungenügender therapeutischer Betreuung mit einem besonders großen Risiko im Hinblick auf die körperliche und geistige Entwicklung verbunden. Gerade in den ersten Lebensjahren sind die wichtigsten und häufigsten Allergene aber ausgerechnet Grundnahrungsmittel und damit besonders schwer zu meiden. Insofern ist hier nicht nur eine besondere diagnostische Sorgfalt erforderlich, um unnötige Diäten von vornherein zu vermeiden. Sondern auch eine besonders intensive ernährungsthe-

---

Nüsse und Erdnüsse haben in der Säuglings- und Kleinkinderernährung unabhängig vom Allergierisiko nichts zu suchen, da die Gefahr, sich zu verschlucken, viel zu hoch ist. Im Rahmen einer Allergieprävention sind sie die einzigen Lebensmittel, zu deren Meidung während Schwangerschaft, Stillzeit und früher Kindheit geraten wird.

rapeutische Betreuung ist nötig, wenn Allergien eindeutig nachgewiesen werden konnten und eine Mangelernährung und mangelnde körperliche Entwicklung vermieden werden sollen.

Hydrolysatnahrungen bei Allergien

Während Kinder ohne familiäre Vorbelastung eine ganz normale Stillmahlzeit oder Säuglingsanfangsmilch bekommen können, sind für Kinder aus Familien, in denen Heuschnupfen, Asthma oder Neurodermitis vorkommen, hypoallergene Säuglingsnahrungen (Hydro-

Das Forschungsinstitut für Kinderernährung in Dortmund ist im Internet zu finden unter www.fke-do.de

Auswahl an Hydrolysatnahrungen

Eiweißquelle	Hochhydrolysate und Aminosäureformula	schwächer hydrolysiert
Indikation	Therapie bei Kuhmilch-allergie	Prävention allergischer Erkrankungen
Kasein	Nutramigen (Mead Johnson), Nutramigen LGG 1+2	
Molke	Alfare (Nestlé)	Aletemil HA 1+2 (Nestlé) Aptamil HA 1+2 (Milupa) Beba HA 1+2 (Nestlé) Beba Start HA Pre (Nestlé) Hipp HA 1+2 (Hipp) Humana HA 1+2 (Humana) Milumil HA 1+2 (Milupa) Aponti HA (Aponti) Milasan HA (Milchwerke Mittelelbe)
Soja und Schweine-kollagen	Pregomin (Milupa)	
Freie Amino-säuren	Pregomin AS (Milupa) Neocate (SHS)	

lysatnahrungen) sinnvoll. Leiden Säuglinge unter Ekzemen oder chronischen Magen-Darm-Beschwerden, können es Anzeichen für eine zugrunde liegende Nahrungsmittelallergie sein. Allerdings sollte hier keine Eigendiagnose erfolgen, da sowohl Ekzeme als auch Magen-Darm-Beschwerden viele andere Gründe haben können. Wenn Sie einen entsprechenden Verdacht haben, gehen Sie zum Kinderarzt. Wird eine Kuhmilchallergie bereits unter sechs Monaten diagnostiziert (nachgewiesen durch eindeutige Provokation unter ärztlicher Kontrolle), sollte als Ersatznahrung eine Hochhydrolysatnahrung oder eine Aminosäureformula gewählt werden. Zum Leidwesen vieler Eltern schmecken diese Nahrungen bitter und riechen säuerlich, was den kleinen Kindern aber meist nichts ausmacht. Die ausschließliche Stillzeit oder Gabe einer hypoallergenen Säuglingsnahrung kann bis zum Ende des ersten Lebenshalbjahres ausgeweitet werden.

> Im Sinne einer Prävention unterscheiden sich die Ernährungsvorgaben für Risikokinder im zweiten Lebenshalbjahr nicht mehr von nicht allergiegefährdeten Säuglingen. Vorausgesetzt, bis dahin sind keine Nahrungsmittelallergien festgestellt worden.

Nach den ersten Monaten

Im zweiten Lebenshalbjahr kann alternativ auch eine Sojanahrung für Säuglinge gefüttert werden. Von Soja im ersten Lebenshalbjahr wird abgeraten, weil dann die Gefahr einer Sensibilisierung auf Soja erhöht ist. Doch dieses Risiko wird mit steigendem Lebensalter geringer. Nach den ersten sechs Monaten geht man nicht mehr von einem erhöhten Risiko aus. Sojanahrungen werden von älteren Säuglingen häufig besser angenommen als Hochhydrolysate oder Aminosäureformula, da sie nicht bitter schmecken. Außerdem sind sie preisgünstiger. Über diese therapeutischen Milchersatznahrungen sind die allergischen Säuglinge in der Regel ausreichend mit allen Nährstoffen versorgt, vor allem, wenn eine so genannte 2er Nahrung eingesetzt wird. Wenn die Kinder älter werden, können die Spezialnahrungen aber häufig durch andere Möglichkeiten wie kalziumangereicherte Reis-, Hafer- oder Sojadrinks und Sojaprodukte ersetzt werden.

KINDER WACHSEN HERAN

Der Ernährungsplan für das 1. Lebensjahr

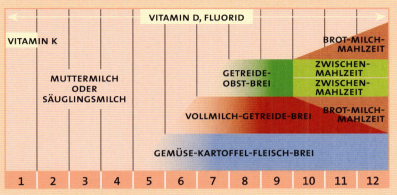

Quelle: Forschungsinstitut für Kinderernährung, Dortmund

Die Breieinführung für allergiegefährdete Kinder kann bis zu zwei Monate später als bei Kindern ohne Atopierisiko erfolgen.

Beikost im Sinne einer Allergieprävention

Entgegen der weit verbreiteten Meinung, dass Möhre, Vollmilch und Weizen nicht auf den Speiseplan von Säuglingen gehören, gibt es immer noch keine wissenschaftliche Grundlage, diese Lebensmittel im Rahmen der Beikostbreie nicht einzuführen. Leider hält sich das Vorurteil gegen die Möhre in der Laienpresse immer noch hartnäckig. Der Beginn der Beikost kann klassisch mit Möhre (oder einem anderen Gemüse) beginnen. Vollmilch sollte frühestens im zweiten Lebenshalbjahr gegeben werden und nur in begrenzter Menge (200 Milliliter) im Brei (Abendbrei), nicht aber für die Flasche verwendet werden. Weizen wird meist erst bei Einführung fester Lebensmittel wie Brot und Zwieback interessant, da eisenreiche und bekömmliche Getreidearten wie Hafer und Hirse für den getreidehaltigen Brei sinnvoller sind. Sowohl für Risikokinder als auch für Kinder ohne allergische Vorbelastung ist es ratsam, die Breie langsam aufzubauen und neue Lebensmittel schrittweise im Abstand von Tagen einzuführen.

Sowohl für Risikokinder als auch für Kinder ohne allergische Vorbelastung ist es ratsam, die Breie langsam aufzubauen und neue Lebensmittel schrittweise im Abstand von mehreren Tagen einzuführen.

NAHRUNGSMITTELALLERGIE – UND NUN?

Neue Lebensmittel sollten erst nach und nach in die Beikost aufgenommen werden, um mögliche Reaktionen erkennen zu können.

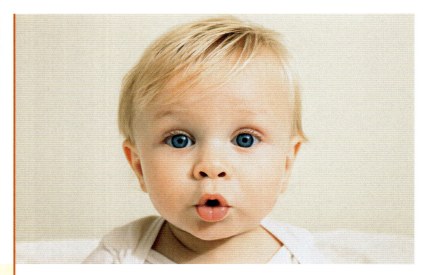

Die allergische Bereitschaft der Kinder bleibt zwar bestehen, aber die Unverträglichkeit auf Grundnahrungsmittel verliert sich meist.

Ernährung nach dem ersten Geburtstag

Nach dem ersten Geburtstag ist der Zeitpunkt, nach dem die Ernährung immer weiter in Richtung einer kindgerechten Familienkost angeglichen wird. Während und nach dieser Umstellungsphase ist es besonders wichtig, die Versorgungssituation des allergischen Kindes zu überprüfen. Aber auch im weiteren Verlauf sollten in regelmäßigen Abständen Ernährungsprotokolle von einer versierten Ernährungsfachkraft ausgewertet werden. Vorlieben von Kindern verändern sich ständig. Dadurch kann es auch zu einer Ablehnung der wichtigen Milchersatznahrungen kommen. In solchen Fällen ist es notwendig, andere Alternativen zu finden und die Bedarfsdeckung des Kindes zu sichern. Schwierig kann es werden, wenn ein Kind auf mehr als ein Lebensmittel allergisch reagiert. In solchen Fällen kann es leicht zu Versorgungslücken, insbesondere im Proteinbereich, kommen. Wenn dann aus ideologischen Gründen noch tierisches Eiweiß gemieden wird, das Kind also vorzugsweise vegetarisch oder sogar vegan ernährt wird, ist der hohe Bedarf des Kindes an hochwertigem Eiweiß kaum zu decken. In solchen Fällen sind dann auch Ernährungsfachkräfte, die viel Erfahrung auf dem Gebiet der Nahrungsmittelallergien mitbringen, gefordert. Gerade den Kindern, die aufgrund von Nahrungsmittelallergien wichtige Eiweißquellen nicht nutzen können, sollten die verbleibenden eiweißreichen Lebensmittel nicht vorenthalten werden.

Ohne Nahrungsmittelallergie in die Schule?

Da viele der Allergien, die im Säuglings- und Kleinkindalter auftreten, noch vor dem Schuleintritt wieder verschwinden, sollte in regelmäßigen Abständen eine wiederholte Diagnostik mit Provokationen erfolgen. Nur so kann sichergestellt werden, dass Lebensmittel nicht unnötig lange vom Speiseplan des Kindes gestrichen werden, obwohl die entsprechenden Allergene keine Reaktionen mehr auslösen. Die gute Prognose, d.h., die große Chance, dass frühkindliche Allergien wieder verschwinden, erleichtert den Eltern und Familien häufig den Umgang mit den Allergien des betroffenen Kindes.

Die ganze Familie ist gefordert

Ein gelungenes Allergenmanagement ist ganz besonders im Kindesalter von großer Bedeutung (siehe Umschlagklappe). Nur wenn die Familien wie selbstverständlich mit der Allergie des Kindes umgehen, kann das Kind trotz Nahrungsmittelallergie unbeschwert aufwachsen. Die Erstellung von Lebensmittellisten, auf denen sicher verträgliche Lebensmittel stehen, ist eine große Unterstützung und Hilfe für allergische Kinder, deren Eltern und Bezugspersonen. Solche Lebensmittellisten sind für den täglichen Umgang für alle wesentlich hilfreicher als die häufigen Verbotslisten, auf denen nur nicht verträgliche Lebensmittel stehen.

> Sowohl aktives als auch passives Rauchen von Mutter und Kind während Schwangerschaft, Stillzeit und früher Kindheit ist mit einem hohen Risiko für allergische Atemwegserkrankungen verbunden.

Kreuzallergien

Während sich bei Kindern mit Nahrungsmittelallergien in der Regel ein, manchmal zwei und nur sehr selten mehrere Auslöser identifizieren lassen, kommen diese Monoallergien im Erwachsenenalter selten vor. Meist sind es so genannte Kreuzallergien, die den Jugendlichen und Erwachsenen das Leben schwer machen. Vor 15 bis 20 Jahren litten rund 17 Prozent der Heuschnupfen-Patienten auch an Nahrungsmittelallergien. Heute sind es knapp 60 Prozent. Man spricht in diesen Fällen von pollenassoziierten Nahrungsmittelallergien, bei denen eine ganze Bandbreite von Nahrungsmitteln allergische Reaktionen auslösen kann.

Kreuzreaktionen sind allergische Mechanismen auf ähnliche Eiweißstrukturen.

Ein Lebensmittel mit Varianten

Kinder vertragen oft – vorübergehend – keine Milch oder kein Ei oder keinen Weizen. Ihr Immunsystem erkennt für ein bestimmtes Nahrungsmittel Allergene, die für dieses Nahrungsmittel charakteristisch sind. Auch hier kann es zu so genannten Kreuzreaktionen kommen. Ein gutes Beispiel dafür ist die Allergie auf Kuhmilch. Aufgrund der Ähnlichkeit der Allergenstrukturen werden neben der Kuhmilch häufig auch die Ziegenmilch und die Schafsmilch nicht vertragen. Trotzdem haben wir es mit dem Lebensmittel Milch zu tun.

Eiweiße als Ursache

Die Ursache für Kreuzreaktivitäten sind identische oder sehr ähnliche Eiweißbausteine. Die Allergieauslöser sind Gemische aus den unterschiedlichsten Bestandteilen und können sich sowohl in ihrem Aussehen als auch in ihrer Zusammensetzung ähneln. Eine Kreuzreaktion kann grundsätzlich auf jedes Allergen auftreten, gehäuft ist aber bei den Pollen und den Nahrungsmitteln damit zu rechnen.

MITEINANDER
ÜBER KREUZ

Pollenassoziierte Nahrungsmittelallergien

Jugendliche und Erwachsene leiden häufig unter Pollenallergien und ihre Symptome zeigen sich in der entsprechenden Pollenflugzeit. Vor allem Heuschnupfen und Asthma, aber auch ein Neurodermitisschub können durch Pollen ausgelöst werden. Viele Betroffene merken nach einiger Zeit (häufig Jahre bis Jahrzehnte), dass sie plötzlich auch bestimmte Nahrungsmittel nicht mehr vertragen. Bei ihnen hat sich eine pollenassoziierte Nahrungsmittelallergie entwickelt. Die primäre Allergie ist auf die Allergenstrukturen in den entsprechenden Pollen gerichtet. Doch nach einiger Zeit erkennt das Immunsystem Ähnlichkeiten zu Allergenstrukturen in Lebensmitteln und plötzlich reagiert ein Birkenpollenallergiker auch auf Nüsse oder Äpfel. Erstaunlicherweise erkennt das Immunsystem hier Ähnlichkeiten in der Allergenstruktur, obwohl es sich um verschiedene Pflanzen

Eine pollenassoziierte Nahrungsmittelallergie liegt vor, wenn bei einer bestehenden Pollenallergie auch ein kreuzreaktives Nahrungsmittel nicht mehr vertragen wird.

Mögliche Kreuzreaktionen

Allergie auf	Mögliche Kreuzreaktionen auf
Birkenpollen	Nüsse, Kern- und Steinobst in rohem Zustand, Kiwi, Möhre, Sellerie, Soja
Beifußpollen	Sellerie, Tomate, Kamille, Gewürze (Kümmel, Anis, Koriander, Zimt)
Gräserpollen	Getreide, Tomate, Hülsenfrüchte (z. B. Soja, Lupinenmehl, Erdnuss)
Ragweed (Traubenkraut)	Melone, Zucchini, Banane
Latex	Banane, Kiwi, Avocado, Feige, Ficus benjamini
Hausstaubmilbe	Krustentiere

In dieser Auflistung werden Nahrungsmittel den »gängigen« Leitallergenen zugeordnet, bei denen häufiger mit einer möglichen Kreuzreaktion gerechnet werden kann.

NAHRUNGSMITTELALLERGIE – UND NUN?

Viele alte Apfelsorten sind allergenärmer als manche neuen Züchtungen.

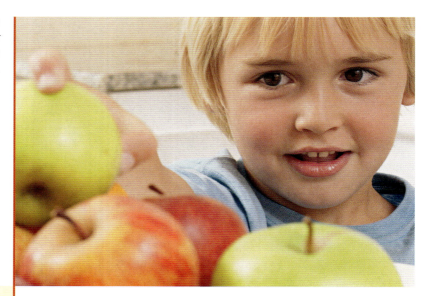

Allergien auf die Pollen von Ragweed (Traubenkraut) und damit verbundene Reaktionen auf entsprechende Nahrungsmittel werden zukünftig wohl auch in Deutschland zunehmen, da diese ursprünglich in Amerika beheimatete Pflanze sich auch in unseren Breitengraden ausbreitet.

handelt. Wichtig ist aber, dass im Hinblick auf die dann notwendige Ernährungstherapie nur Meidungsempfehlungen ausgesprochen werden sollten, die für jeden Patienten individuell erarbeitet werden müssen. Pauschalempfehlungen, wie »alles frische Stein- und Kernobst« wegzulassen, sind nicht sinnvoll.

Wenn der Apfel im Hals kratzt

Für Betroffene ist häufig verwirrend, dass die Immunantwort gegen das primäre Allergen nicht mit der gegen die Kreuzallergene identisch ist. So kann z. B. ein Patient auf Birkenpollen mit Heuschnupfen oder Asthma reagieren, während nach Verzehr eines grünen Apfels ein orales Allergiesyndrom im Kopfbereich auftritt. Es beginnt, im Hals zu kratzen, die Ohren jucken und möglicherweise kommt es sogar zum Kloßgefühl und zu Schluckbeschwerden. Symptome wie Augenjucken und -tränen sowie Nase laufen, die vom Heuschnupfen her bekannt sind, können ebenfalls hinzukommen. Dies ist deshalb so überraschend und durchaus auch gefährlich für Patienten, weil es bei den pollenassoziierten Kreuzreaktionen auch schon beim Erstkontakt mit einem Nahrungsmittel (etwa nach Verzehr von exotischen Früchten) zu solchen allergischen Reaktion kommen kann. Da bestimmte Allergenabschnitte in den Pollen identisch oder sehr ähnlich sind mit denen aus den Lebensmitteln, können solche Reaktionen auch bereits beim ersten Verzehr auftreten. Aber auch bisher gut verträgliche Nahrungsmittel können plötzlich mitunter sehr heftige Reaktionen auslösen.

Das Kreuz mit den Kreuzallergien

Da die Häufigkeit der Pollenallergie bei Erwachsenen in den letzten Jahren deutlich zugenommen hat, lässt sich in den meisten Fällen das Phänomen der Kreuzreaktionen nach Verzehr von Nahrungsmitteln gut herleiten. In Deutschland basieren die meisten pollenassoziierten Nahrungsmittelallergien auf einer bestehenden Sensibilisierung gegenüber Birkenpollen. Gräserpollenallergiker leiden sehr viel seltener unter kreuzreaktiven Nahrungsmitteln, was bezüglich der Getreidemehle sicherlich auch damit verbunden ist, dass Mehle in der Regel nicht roh gegessen werden. Bei pollenassoziierten Kreuzallergien sind generell die üblichen allergischen Reaktionen zu erwarten. Dabei müssen die allergischen Unverträglichkeitsreaktionen der Kreuzallergie nicht denen der eigentlichen Allergie ähneln. Oft kommt es bei Kreuzreaktionen auf Nahrungsmittel zu Halskribbeln, Durchfall, Hautreaktionen, Schnupfen oder Asthmaanfälle. Die Bandbreite der zu meidenden Nahrungsmittel ist bei einer bestehenden pollenassoziierten Nahrungsmittelallergie individuell sehr unterschiedlich, aber auch der Zeitpunkt, wann bzw. ob es tatsächlich zu Reaktionen kommt, ist von verschiedensten Faktoren abhängig.

Pollenassoziierte Nahrungsmittel können ein orales Allergiesyndrom im Kopfbereich, Asthma, gastrointestinale Beschwerden im Magen-Darm-Bereich oder Ekzemschübe auslösen.

Allgemeine Einflussfaktoren

Allgemeine Einflussfaktoren bei Kreuzreaktionen werden durch das Allergen an sich und seiner allergenen Potenz beschrieben. Solche Allergeneigenschaften, die sich aus den strukturellen Eigenschaften und der biologischen Aktivität eines Allergens ergeben, haben Auswirkungen auf die mögliche Reaktionsschwelle in Abhängigkeit von der Menge der Nahrungsaufnahme. So weiß man heute, dass Patienten mit dem Leitallergen Beifuss auch auf kreuzreaktive kleinste Gewürzmengen schon durchaus heftig reagieren. Die Kreuzallergene des Beifußes sind meist hitzestabil und in ihrer allergenen Potenz wenig durch Verarbeitungsprozesse zu beeinflussen. Hingegen lässt sich die Reaktionsschwelle bei Patienten mit dem Leitallergen Birke auch durch Zubereitungsprozesse des jeweiligen Nahrungsmittels häufig senken. Aber das ist nicht immer so! Sellerieallergiker, die Knollensellerie in einer Suppe gut vertragen, können trotzdem Probleme bei Selleriepulver bekommen, das in vielen Gewürzmischungen vorkommt. Auch wenn letzteres zum Kochen verwendet und somit erhitzt wird.

> Die individuelle Reaktionsschwelle ist von vielen Faktoren abhängig.

Apfelsorten im Visier

Die Resistenz des Allergens gegenüber Zubereitungsformen und Verdauungsenzymen ist dafür verantwortlich, ob Reaktionen ausgelöst werden oder nicht. Manchmal reicht es, dass Patienten einen Apfel schälen oder ihn kurz erhitzen. Aber auch die relative Menge des Allergens in einem Nahrungsmittel spielt eine wesentliche Rolle bei der Auslösung möglicher Kreuzreaktionen. Aus Untersuchungen ist bekannt, dass ältere Apfelsorten meist weniger allergieauslösende Eiweißbausteine enthalten. Somit wird auch erklärlich, dass bei einem kleinen Teil der Birkenpollenpatienten alt bekannte Apfelsorten wie Hammerstein, Altländer oder Gloster außerhalb der

Pollenzeit auch ohne klinische Symptome vertragen werden können, wohingegen neuere Zuchtsorten wie z. B. Braeburn, Golden Delicious, Granny Smith oder Jonagold bei der gleichen Patientengruppe wiederholbar zu Beschwerden führen würde. Da die allergenpotenten Äpfel häufig ertragreicher sind und daher eher im Supermarkt angeboten werden, während die weniger allergenen Sorten nur im eigenen Garten wachsen oder im Naturkostladen verkauft werden, vermuten viele Patienten, dass Spritzmittel für die unterschiedliche Verträglichkeit verantwortlich sind. Dies ist ein Irrglaube! Der Unterschied liegt allein darin, wie hoch der Anteil der Allergenstrukturen ist, die das Immunsystem mit den Birkenpollenallergenen in Verbindung bringt.

Die Stärke der Reaktion ist unterschiedlich

Sowohl die Gesamtmenge des aufgenommenen Allergens als auch die relative Menge in einer Speise bedingen die Reaktionsstärke. Selten erfolgt die Aufnahme isoliert, ohne dass ein anderes Lebensmittel in der Nähe ist. So wird deutlich, dass auch die Eigenschaften der gleichzeitig aufgenommenen Nahrungsmittel die Bereitschaft des Körpers zu reagieren beeinflussen. So ist beispielsweise wichtig, ob die Magenverweildauer durch die anderen Lebensmittel verlängert oder verkürzt wird und wie lange sich das Allergen im übrigen Verdauungstrakt aufhält und damit direkten Kontakt zur Darmschleimhaut hat.

Eine lange Magenverweildauer, z. B. durch einen höheren Fettgehalt der verzehrten Speisen, kann sich – je nach Allergen – mindernd auf die Allergenpotenz auswirken.

Einfluss von Medikamenten

Die Allergenmenge kann auch durch die Einnahme von Medikamenten beeinflusst werden. So können Schmerzmittel, aber auch andere Medikamente, die Einfluss auf die Verdauungsenzyme im Magen nehmen, die Verdauung von Eiweißbestandteilen und damit von Allergenen verändern. Damit würden Nahrungsbestandteile nicht der normalen Verdauung zugeführt werden und könnten so als intaktes Eiweiß zu einer allergischen Reaktion führen.

Additionseffekte

Doch damit nicht genug: Der Pollenpatient muss auch mögliche Additionseffekte infolge Kreuz- und Gruppensensibilisierungen beachten. Dies gilt insbesondere durch saisonale Einflüsse, die den mengenmäßigen Allergeneinstrom mitbestimmen. Ist der Pollenflug schwach, so können häufig Lebensmittel mit einem nur geringen Anteil an kreuzreaktiven Allergenen – zum Erstaunen vieler Patienten – ohne Beschwerden verzehrt werden, weil die Schwellendosis zur Auslösung klinischer Symptome vor allem durch den niedrigen Polleneinstrom mitbeeinflusst wird. Als Beispiel sei hier der mögliche Verzehr von Birne oder Kiwi genannt, der – sofern der Birkenpollenflug schwach ist – von vielen Patienten auch im rohen Zustand ohne Beschwerden toleriert wird. Aber Vorsicht: Es wäre auch hier ein großer Irrtum, daraus eine allgemein gültige Empfehlung für alle Birkenpollenpatienten abzuleiten! Dies ist nicht möglich und muss immer im Einzelfall entschieden werden. Erschwerend kommt nämlich hinzu, dass zu diesen allgemeinen Einflussfaktoren auf mögliche Kreuzreaktionen auch die individuelle Reaktionslage des Einzelnen beachtet werden muss.

> Triggerfaktoren (engl. trigger = Auslöser) sind externe Faktoren, die eine allergische Reaktion auslösen. Sie sind nicht als Ursache der Beschwerden anzusehen.

Individuelle Einflussfaktoren

Ganz entscheidend für die Therapie der pollenassoziierten Kreuzreaktionen ist die individuelle Reaktionslage des Einzelnen, die durch viele Faktoren mitbeeinflusst werden kann. Das Wichtigste dabei ist, dass Sie zusammen mit Ihrem Arzt klären, wie Ihre individuelle Empfindsamkeit in Bezug auf das bestimmte Allergen eingeschätzt

INDIVIDUELLE LÖSUNGSANSÄTZE

Lebensmittelliste gemäß Pollenprofil

Individuelle Lebensmittelempfehlungen einer Patientin nach Auswertung der Diagnostik und Entwicklung des persönlichen Pollenprofils

Lebensmittelverträglichkeit für Frau Meier

Lebensmittelgruppe	Sicher verträgliche Lebensmittel	Mögliche Schubfaktoren beim Verzehr folgender Lebensmittel beachten	Nicht verträgliche Lebensmittel
Getränke	Mineralwasser Fruchtsäfte (Direktsaft/Konzentrat) Kräutertees, Kaffee, Tee	Cocktails	Frisch gepresste Säfte aus den in dieser Spalte genannten Zutaten
Gemüse	Alle Gemüsearten (frisch oder tiefgekühlt) ohne Einschränkung		
Obst	Im gegarten Zustand: Apfel, Mandel, Kirsche, Pflaume Im rohen Zustand: Ananas, Banane, Weintrauben, Beerenobst, Zitrusfrüchte	Im rohen Zustand: Kiwi, Birne, Pfirsich, Nektarine	Im rohen Zustand: Apfel, Mandel, Kirsche, Pflaume
Nüsse		Walnuss	Haselnuss und daraus hergestellte Produkte wie: Krokant, Nougat, Nusslikör, Nussbrot/-kuchen
Getreide	Alle Sorten frisch verarbeitet	Müslimischungen, Getreideriegel	Nussbrote, Nuss-Müsli-Mischungen

wird. Dabei ist zusammen mit der Anamnese der im Hauttest und im Bluttest festgestellte Sensibilisierungsgrad zu bewerten. Die Empfindsamkeit Ihres Organsystems während der Pollenzeit, also ob Sie vorrangig bisher mit einem Heuschnupfen, mit asthmatischen Reaktionen oder vorrangig über Hautsymptome reagieren, sollte dabei entsprechend konsequent therapiert werden.

Erstellung eines Pollenprofils

Der Einfluss körperlicher Belastung und mögliche Triggerfaktoren über begleitende aktuelle Erkrankungen wie Infekte, Magen-Darm-Erkrankungen und Medikamente muss Ihnen, dem Patienten, in der Allergieberatung erklärt werden. Auf Basis all dieser Auswertungsergebnisse kann dann Ihr individuelles Pollenprofil entstehen, dass eine zuverlässige Aussage über für Sie verträgliche und nicht zu empfehlende Lebensmittel gibt (siehe das fiktive Beispiel im Kasten auf S. 127). Vor allem aber lassen sich anhand eines solchen Pollenprofils mögliche Auslösefaktoren auflisten, die für jeden Patienten individuell festgelegt werden müssen. Denn letztlich sind die Art der Nahrungsaufnahme (Menge, Zubereitungsart) und/oder der gleichzeitige Alkoholgenuss sowie weitere individuelle Einflussfaktoren in einer solchen Allergieberatung mitzubewerten.

> Bei der Erstellung eines Pollenprofils müssen viele Einflüsse unabhängig von der Nahrungsaufnahme berücksichtigt werden.

Schubfaktoren

Eine polyvalente Auslösung kommt dann zustande, wenn ein normales Nahrungsmittel in normaler Menge nicht zu Beschwerden führt, aber unter bestimmten Bedingungen dann eben doch Reaktionen auslöst. So kommt es bei einigen Pollenallergikern häufig erst dann zu Symptomen, wenn mehrere verschiedene »verdächtige« Nahrungsmittel gleichzeitig unter bestimmten ungünstigen Bedingungen verzehrt werden. Daher ist gute Aufklärung über »Ihr« individuelles Pollenprofil sehr wichtig! Solche Schubfaktoren sind etwa frische Obstsalate, Gewürzmischungen, Salatdressings, Getreidemischungen und scharf gewürzte Speisen mit Mischgewürzen, wie z. B. Curry. Aber auch gleichzeitiger Alkoholgenuss kann als Schubfaktor mitverursachend sein. Um zu verdeutlichen, dass es hier nicht um »graue« Theorie geht, sei das folgende Beispiel genannt: Die erste Fahrradtour im Frühjahr bei schönem pollenreichen (!) Wetter, mit anschließenden reich gewürzten Gerichten vom Grill und etwas Alkohol, dazu sportliche Betätigung, ein ausgiebiges Ballspiel mit den Kindern unter freiem Himmel … Bei solch ungünstiger Konstellation dürfte nahezu jeder Birkenpollenallergiker mit entsprechenden Beschwerden rechnen.

Individuelle Beratung notwendig

Daher geht es in der Ernährungstherapie vor allem darum, mit dem Patienten ausführlich sein augenblickliches Pollenprofil zu besprechen und ihm allergenspezifische wie auch allgemeine Einflussfaktoren zu erklären. Da bekannt ist, dass sich das Spektrum der individuellen Kreuzallergene vergrößern kann, sollte der Patient über die Möglichkeit der Ausweitung individuell relevanter Allergene informiert werden, ohne Ängste zu wecken.

> Durch Erstellung eines persönlichen Pollenprofils und guter Beratung können mögliche neu hinzukommende unverträgliche Lebensmittel vom Patienten selbst erkannt und richtig eingeordnet werden.

Schubfaktoren bei polyvalenter Auslösung

Häufige Auslöser solcher Reaktionen können folgende Faktoren im ungünstigen Zusammentreffen sein:

▸ Nahrungsmittel + inhalatives Allergene
▸ Nahrungsmittel + ähnlich auslösendes Nahrungsmittel
▸ Nahrungsmittel + Sport/Anstrengung

Nicht allergischen Unverträglichkeitsreaktionen
liegen oft Stoffwechselstörungen zugrunde.
So sind zuweilen Milchzucker, Fruchtzucker,
Histamin oder Gluten nicht bekömmlich.

Keine Allergie,
dennoch falsch ernährt?

Wenn Nahrungsmittel
nicht vertragen werden

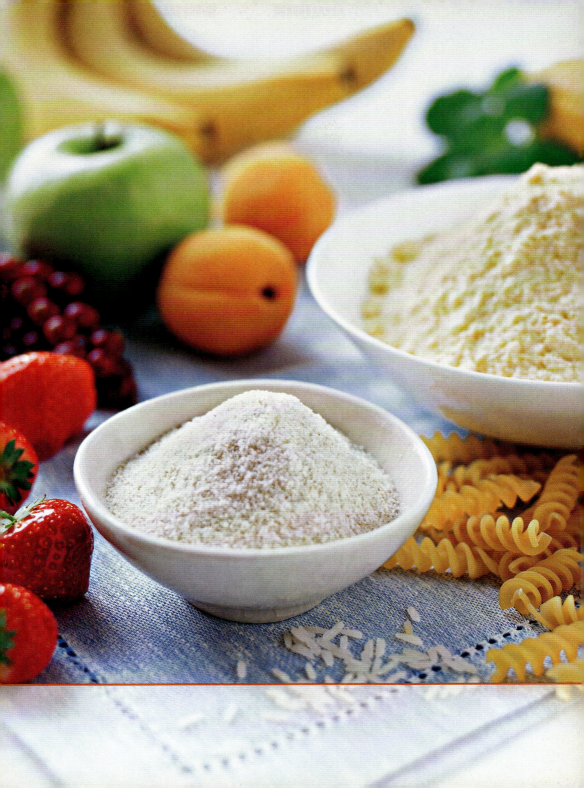

Unverträglichkeiten

Unverträglichkeitsreaktionen nach dem Verzehr bestimmter Lebensmittel müssen nicht immer allergisch bedingt sein. Vielleicht haben auch Sie schon die Erfahrung gemacht, dass nach einem negativen Allergietest-Resultat die Diagnostik des behandelnden Therapeuten aufhört. Mit dem Wissen, dass Ihre Beschwerden nun nachgewiesenermaßen nicht allergischer Natur sind, fallen zwar mögliche Auslöser weg, aber Ihre Probleme bleiben bestehen. Somit müssen jetzt weitere Mosaiksteinchen, eins nach dem anderen, bei der Suche nach dem Auslöser gesichtet werden.

Die folgenden Unterkapitel widmen sich den häufigsten nicht allergischen Unverträglichkeitsreaktionen und stellen Auslöser, diagnostische Möglichkeiten und ernährungstherapeutische Maßnahmen vor.

Weitere Lösungsansätze suchen

Nun gilt es, weiter zu forschen. Eventuell muss die Anamnese noch einmal sehr genau durchgegangen bzw. durch detailliertes Nachfragen ergänzt werden. Und zweifelsfrei werden andere diagnostische Testmethoden benötigt, um nicht allergisch bedingte Unverträglichkeiten auf Nahrungsmittel(inhaltsstoffe) nachzuweisen. Dies ist häufig zeit- und kostenaufwändig, aber unumgänglich, wenn die Beschwerden keinen allergischen Auslöser als Verursacher haben, aber vermutlich auf Nahrungsmittel zurückzuführen sind.

Keine Allergie, dennoch Beschwerden

Inzwischen ist eine ganze Reihe von allergieunabhängigen Erkrankungen bekannt, die durch den Verzehr von bestimmten Lebensmitteln oder Lebensmittelbestandteilen verursacht werden. Sie führen bei den betroffenen Menschen zu Beschwerden und können auch eindeutig diagnostiziert werden. Im Folgendem werden die Laktoseintoleranz, die Fruktosemalabsorption, die Histaminintoleranz, Pseudoallergien und die glutensensitive Enteropathie vorgestellt.

MILCHZUCKER
ALS ÜBELTÄTER

Laktoseintoleranz

Die Laktoseintoleranz ist eine Nahrungsmittelunverträglichkeit, die vor allem vielfältige Bauchbeschwerden verursachen kann. Sie bezeichnet eine Störung der Milchzuckerverwertung im Dünndarm. Bis zu 22 Prozent der Bevölkerung in unseren Breiten leiden mittlerweile unter dieser Stoffwechselstörung. Bei ihnen wird das Enzym Laktase in nicht ausreichender Menge zur Verfügung gestellt. Dadurch können Laktoseintolerante den Zweifachzucker Laktose (= Milchzucker) nur unzureichend verdauen. Je nach verzehrter Milchzuckermenge werden dann große oder kleine Mengen unverdauter Milchzuckermoleküle aus dem Dünndarm weiter in den Dickdarm geleitet, wo sie von Darmbakterien als Nahrung benutzt werden. Als

Bei einer Laktoseintoleranz fehlt das Enzym Laktase, um den Milchzucker Laktose aufzuspalten.

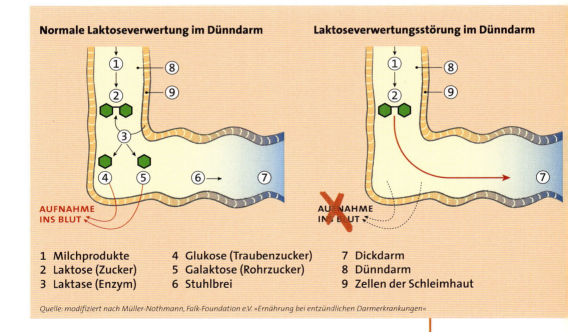

Quelle: modifiziert nach Müller-Nothmann, Falk-Foundation e.V. »Ernährung bei entzündlichen Darmerkrankungen«

Folge entstehen bei diesen Patienten nach Verzehr von kleinen Milchzuckermengen Blähungen und ein unangenehmes Völlegefühl. Bei fortdauerndem Verzehr von milchzuckerhaltigen Speisen – auch in größeren Mengen – nehmen die Beschwerden zu und werden vielfältiger: Neben Blähungen klagen die Patienten dann über Bauchgeräusche, Bauchkrämpfe bis hin zu Durchfall.

Die Ursachen sind vielfältig

Die Ursachen für die Laktoseverwertungsstörung sind breit gefächert. Zum einen gibt es Patienten, bei denen durch eine genetische Anlage das Enzym Laktase nicht ausreichend zur Verfügung steht. Je nachdem, welche genetisch bedingte Variante vorliegt, ist die Milchzuckerverträglichkeit lebenslang eingeschränkt bzw. nimmt im Laufe des Lebens aufgrund einer sinkenden Laktoseverwertung durch abnehmende Enzymmenge langsam ab. So ist es möglich, als junger Mensch völlig problemlos auch große Milchzuckermengen zu verwerten. Im Laufe des Lebens aber nehmen dann die Verträglichkeitsmengen ab, so dass mit zunehmendem Alter die verträglichen Laktosemengen immer kleiner werden. Bei Patienten mit einem genetisch bedingten Mangel bleibt die Laktoseverwertung dann lebenslang eingeschränkt. Eine allgemeine Aussage, wie viel Milchzucker verträglich ist, lässt sich nur für den Einzelfall klären.

Grunderkrankungen

Andere Ursachen für eine schlechte oder unzureichende Laktoseverwertung können entstehen, wenn der Dünndarm in seiner Oberfläche geschädigt ist. Dies kann durch verschiedene Krankheiten, als Folge einer Medikamenteneinnahme, einer Bestrahlungstherapie oder einer Magen-Darm-Infektion erfolgen. Aber auch eine zu kurze Transitzeit (Durchgangszeit) im Dünndarm verschlechtert die

> Im Gegensatz zur Laktoseintoleranz, bei der der Zucker Laktose (Kohlenhydrat) der Nahrung nicht vertragen wird, steht die Kuhmilchallergie, bei der ein Eiweiß (Protein) eine Reaktion im Körper hervorruft.

Milchzuckerverwertung. Die gute Nachricht dabei ist, dass bei diesen Patienten die schlechtere Verwertung der Laktose meist nur zeitlich befristet ist und die Verträglichkeit sich meist deutlich verbessert, wenn die Grunderkrankung abheilt.

Diagnostik mittels H_2-Atemtest

Leider haben viele Patienten eine wahre Therapeuten-Odyssee hinter sich, bis man der eigentlichen Störung und diätetisch gut einzustellenden Laktoseintoleranz durch einen H_2-Atemtest auf die Spur gekommen ist. Für diesen Test, der in der Arztpraxis durchgeführt werden kann, trinkt der Patient auf leeren Magen eine Milchzuckermischung. Anschließend erfolgt in regelmäßigen Abständen eine Messung des Wasserstoffgehaltes in der Ausatemluft. Dieser Test macht sich zunutze, dass die im Magen-Darm-Trakt vorhandenen Bakterien Zuckersubstanzen spalten können. Ein bakterieller Abbau von Laktose entsteht, wenn unverdauter Milchzucker im Dickdarm ankommt und dort von ansässigen Bakterien vergoren wird. Dabei entstehen üblicherweise Gärungsgase (Wasserstoffgas = H_2 und Methan). Dieses H_2-Gas gelangt über die Wand des Darms in den Blutkreislauf (Diffusion) und von dort zu den Lungenbläschen (Alveolen), wo er – messbar – abgeatmet wird. Der heute noch mancherorts praktizierte Laktosebelastungstest mit anschließender Messung des Blutzuckers ist in der Aussage dem H_2-Atemtest unterlegen.

> Atemtests werden auch zur Diagnose anderer Zuckerverwertungsstörungen bzw. Malabsorptionen wie etwa die von Fruktose eingesetzt.

Verschiedene Ansätze

Möglich, aber als alleinige Maßnahme nicht sinnvoll, ist auch ein Gentest. Denn Sie sollten bedenken, dass nicht bei jedem Patienten mit einem genetisch bedingten Laktasemangel der Verzehr von milchzuckerhaltigen Speisen zu Beschwerden führt. Das Ergebnis eines Gentests sagt noch nichts über die persönliche Verträglichkeit von Milchzucker aus, da diese von vielen Vorgaben abhängig ist. Es gilt dies individuell auszutesten und meist kann die Verträglichkeit auch durch entsprechende Mahlzeiten verbessert werden.

Worin steckt der Milchzucker?

Für Laktoseintolerante gibt es ein breites Sortiment an speziell aufbereiteten laktosearmen Kuhmilchprodukten: Quark, Sahne, Joghurt, Fruchtjoghurt und Trinkmilch unterschiedlicher Fettgehalte mit einem Laktosegehalt < 0,1g/l.

Milchzucker ist in den meisten Milch- und Molkereiprodukten enthalten. Dabei ist es unerheblich, ob es sich um Kuh-, Schaf- oder Ziegenmilch handelt. Die Milch von Säugetieren enthält von Natur aus immer Laktose. Der Laktosegehalt in herkömmlichen Milchprodukten kann aber durch die Verarbeitung beeinflusst werden. So enthalten Sauermilchprodukte wie Joghurt und Dickmilch deutlich geringere Mengen an Laktose. Bei einem Teil der Patienten führt der Verzehr von Sauermilchprodukten schon zu deutlich weniger Beschwerden. Das müsste in jedem Einzelfall ausprobiert werden. Besonders zu beachten ist, dass üblicherweise die meisten Hartkäsesorten schon in der ersten Ernährungsumstellung (Karenzphase) verträglich sind. Ihr Milchzuckergehalt liegt unter 0,1 Gramm pro 100 Gramm und wird auch von Patienten mit niedrigen Laktoseschwellenwerten gut vertragen. Dies ist wichtig, da Hartkäse einen erheblichen Beitrag für eine ausgeglichene Nährstoffbilanz leisten kann.

Kleines lebensmitteltechnologisches Wunder

Laktose wird auch als technologischer Hilfsstoff in Lebensmitteln verwendet. Er stabilisiert Farbe und bindet Wasser. Daher findet man Laktose in Gewürzmischungen, Fertiggerichten, Gebäck, Cremesaucen und -suppen, Fertigbackwaren, Eis und Nachspeisen. Ein gewisser Verbraucherschutz konnte durch die neue Kennzeichnungsverordnung erreicht werden (siehe S. 107). Auf verpackter Ware müssen auch minimale Laktosemengen gekennzeichnet werden, sofern sie im Herstellungsprozess oder im Endprodukt verwendet werden.

Laktosegehalt in ausgewählten Lebensmitteln

Produkt	Gehalt in g/100 g
Brie 50 % Fett i. Tr.	0,1
Buttermilch	4,01
Camembert	0,1
Cheddar	0,29
Frischkäse	2,56
Kondensmilch 10 % Fett	12,5
Molkenpulver	65,9
Nuss-Nougat-Creme	1,92
Parmesan	0,06
Ricotta	0,33
Sahne	3,27
Schokolade	9,5
Speisequark 40 % Fett	2,7
Speisequark, mager	3,2

Aus: Souci Fachmann Kraut Datenbank, Stand 08-2006

Ernährungsumstellung hilft

Entgegen der häufig in Zeitschriften dargestellten Behauptung kann eine Laktoseintoleranz nicht ausreichend durch Medikamente behandelt werden. Der wichtigste Schritt nach einer eindeutigen Diagnostik durch den H_2-Atemtest ist die konsequente Ernährungsumstellung. Das einfache »Lassen Sie mal alle Milch und Milchprodukte weg« hilft da nicht viel weiter, denn Milchzucker ist wie gesagt auch in vielen Nicht-Milchprodukten enthalten. Eine effektive Ernährungsumstellung sollte unter Betreuung einer fachlich kompetenten Ernährungsberatung stufenweise erfolgen. Dabei sind zwei Phasen zu durchlaufen.

Hartkäsesorten sind nahezu laktosefrei. Dazu gehören unter anderem Bergkäse, Emmentaler und Appenzeller.

Karenzphase

In der ersten, der so genannten Karenzphase, ist es ratsam, alle milchzuckerhaltigen Speisen sinnvoll zu ersetzen und somit die verzehrte Milchzuckermenge möglichst zu vermeiden bzw. drastisch zu reduzieren. Durch diese diätetische Führung wird ein zügiger Beschwerderückgang erreicht.

Testphase

Danach werden in einer Art Testphase geringe Milchzuckermengen mit der Nahrung aufgenommen, so dass das individuell verträgliche Maß für jeden Einzelnen gefunden werden kann. Auf diese Weise wird für Sie als Patient der jeweils persönlich geltende Schwellenwert herausgefunden, ohne dass Sie Nährwerteinbußen durch nicht notwendige Verbote befürchten müssen.

Individuelle Empfehlungen herausarbeiten

Blähungen, Unwohlsein und Völlegefühl können ihre Ursache in einer Laktoseintoleranz haben.

Es gibt keine allgemeingültigen verträglichen Milchzuckermengen für alle Patienten, da die Laktosetoleranz von Mensch zu Mensch verschieden ist. Gängige Empfehlungen müssen daher immer an die individuellen Vorgaben angepasst werden. Soweit möglich sollten Diätfehler vermieden werden, wobei unbeabsichtigte kleine Diätfehler in der Regel nicht sofort zur vollen Symptomatik führen. Bei einer dauerhaft nicht ausreichend therapierten Laktoseintoleranz kann es allerdings in der Folge auch zu einer Verwertungsstörung für andere Zucker – insbesondere Fruchtzucker (Fruktose) – kommen. Daher sollten sich Laktoseintolerante die Chance einer betreuten Ernährungsumstellung nicht entgehen lassen. Kommt es dennoch zu einer unbewussten Laktosezufuhr, sind – in Abhängigkeit der zugeführten Mengen – »nur« gastrointestinale Beschwerden, also Magen-Darm-Beschwerden, zu befürchten.

Präparate für Ausnahmefälle

Im Einzelfall stehen den Patienten auch laktosespaltende Enzyme zur Verfügung. Die Präparate unterscheiden sich aber sehr deutlich in ihrer laktosespaltenden Wirkung. Sie sind für besondere Ernährungssituationen durchaus geeignet, wenn Sie z. B. etwas außer Haus verzehren oder eingeladen sind. Eine Dauermedikation ohne eine diätetische Umstellung ist aber auf keinen Fall zu empfehlen.

Nährstoffbilanz – ein Problem?

Laktoseintolerante sollten auf eine ausreichende Zufuhr von Kalzium, Vitamin D, Vitamin B2, Fluor und auf die biologische Wertigkeit von Eiweiß achten. Durch ein »ich vertrage keine Milch- und Milchprodukte« kann sich über einen längeren Zeitraum ein Nährstoffdefizit zeigen. Zur ausreichenden Kalziumversorgung der Patienten können die meist verträglichen Hartkäsesorten einen erheblichen Beitrag leisten. Zudem sind kalziumreiche Mineralwässer (empfehlenswert > 300 mg Ca/l) eine sehr gute Kalziumersatzquelle. Auch Gemüsearten wie Grünkohl, Blattspinat, Lauchzwiebeln, Tomaten, Fenchel, Brokkoli und frische Küchenkräuter enthalten Kalzium, jedoch ist hierüber eine ausreichende Kalziumversorgung nur schwer möglich, da diese Lebensmittel nicht täglich und nicht in großer Menge gegessen werden. Gegebenenfalls können auch Sojaprodukte für einen Ausgleich sorgen. Auch hier gibt es ein breites Sortiment: Sojadrinks, Joghurtersatz und auch eine »Schlagsahne« aus Soja. Wird der Verzehr von Milch- und Milchprodukten aber ganz auf Sojaprodukte verlagert, sollte die Nährstoffbilanz in puncto biologischer Wertigkeit, d. h. bezogen auf die Proteinqualität, besonders kontrolliert werden. Die unkontrollierte Selbstmedikation für Kalzium ist nicht empfehlenswert, da die Verfügbarkeit anderer Mineralstoffe (Eisen, Magnesium und Zink) deutlich verschlechtert werden kann.

Falls Sojaprodukte die Milchprodukte komplett ersetzen, sollte bei der Ernährung auf die Zugabe von Kalzium geachtet werden.

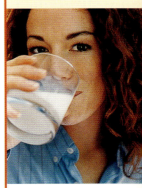

Manche Patienten reagieren nur auf Frischmilch.

Fruktosemalabsorption

Unter einer Fruktosemalabsorption wird eine Transportschwäche für einen ganz bestimmten Einfachzucker, der Fruktose (auch Fruchtzucker genannt), im Dünndarm verstanden. Patienten, die an dieser Zuckerverwertungsstörung leiden, äußern Bauchbeschwerden der vielfältigsten Art und Weise. Man schätzt heute, dass etwa 30 Prozent der Bundesbürger unter einer solchen Fruchtzuckerunverträglichkeit leiden, wobei Patienten mit einem Reizdarm vermutlich ungleich häufiger diese Transportstörung aufweisen.

Die heute allseits beliebten »kristallzuckerfreien« Süßigkeiten, Müslimischungen und Joghurtzubereitungen können – ungewollt – in der Summe eine erhebliche Fruktosemenge in den täglichen Speisplan zaubern.

Nicht zu verwechseln mit HFI

Viel zu häufig wird die Fruktosemalabsorption in den gängigen Medien und Internetforen mit der hereditären Fruktoseintoleranz (HFI) »in einen Topf geworfen«. Die HFI ist aber ein völlig anderes Krankheitsbild, das einer sehr genauen Diagnostik und Therapie in dafür spezialisierten Zentren bedarf. Dieses Krankheitsbild erfordert eine vollkommen andere Diät, so dass viele Betroffene mit einer Fruktosemalabsorption durch die gängigen »Internetlisten« falsch beraten sind. Der unten stehende Kasten zeigt auf einen Blick, um was für eine Stoffwechselstörung es sich dabei handelt.

Hereditäre Fruktoseintoleranz (HFI)

Die HFI tritt üblicherweise bereits im frühen Kindesalter auf. Sie bezeichnet eine vererbte Stoffwechselstörung, bei der auch kleinste verzehrte Fruktosemengen vermieden werden müssen, um lebensbedrohliche Schockzustände und Leberschädigungen zu vermeiden. Diese Patienten müssen in dafür spezialisierten Zentren behandelt werden.

Ursachen der Störung

Wenn der Apfel im Hals kratzt, dann vermuten wir eine pollen-assoziierte Kreuzallergie (siehe S. 121). Aber wenn auch Apfelmus zu Durchfall und Blähungen führt, macht sich bei vielen Patienten Ratlosigkeit breit. Gut zu wissen, dass der Apfel, wie auch die Birne, zu den Obstarten mit einem hohen Fruchtzuckergehalt gehören.

Fruktose wirkt in großen Mengen abführend

Fruktose ist ein Einfachzucker, der, im Übermaß verzehrt, auch bei Gesunden zu Unruhe im Bauch führen kann. Das Transportsystem für Fruktose ist auch bei Gesunden nicht sehr leistungsfähig. Zusätzlich können Zuckeraustauschstoffe, wie etwa Sorbit, diese von Natur aus nicht sehr leistungsfähigen Fruktosetransportwege zusätzlich noch verstopfen. Das macht deutlich, warum zuckerfreie Süßigkeiten einen Extravermerk auf ihrem Etikett tragen: »Kann in hohem Maße abführend wirken«. Maximal 35 bis 50 Gramm isolierte Fruktose pro Tag können ohne Probleme verdaut werden. Eine solche Menge aber steckt bereits in 1/2 Liter Apfelsaft oder in einer Hand voll Rosinen.

> Trockenobst oder Apfelmus kann auch bei Gesunden eine abführende Wirkung entfalten, da beides reich an Fruktose ist. Auftretende Beschwerden müssen nicht gleich eine Fruktosemalabsorption bedeuten.

Gestörtes Transportsystem

Bei einer Fruktosemalabsorption ist die ohnehin schon langsamere Aufnahme von Fruchtzucker aus dem Dünndarm zusätzlich durch ein defektes und/oder unzureichendes Transportsystem gestört. Die verzehrte Fruktose aus Obst, Gemüse oder anderen Lebensmitteln wird im Dünndarm nicht aufgenommen. Nicht resorbierte (aufgenommene) Fruktose wird dann mit dem Speisebrei weiter in den Dickdarm transportiert. Dort vergären Dickdarmbakterien diesen unverdauten Zucker. Dadurch können – je nach verzehrter Menge an Fruchtzucker – Bauchschmerzen, Blähungen und Durchfall verursacht werden.

KEINE ALLERGIE, DENNOCH FALSCH ERNÄHRT?

Atemtest gibt Auskunft

Herkömmliche Blutuntersuchungen oder genetische Untersuchungen in Laboren können eine Fruktosemalabsorption nicht nachweisen. Das ist allein dem H_2-Atemtest vorbehalten, dessen Grundprinzip bei der Laktoseintoleranz auf Seite 135 beschrieben ist. Das Vorgehen bei Verdacht auf Fruktosemalabsorption ist ähnlich, nur dass dem Patienten statt Laktose Fruktose verabreicht wird. Nur mit diesem Atemtest kann eine eindeutige Therapiegrundlage geschaffen werden.

Auch ein höherer Fettgehalt der Nahrung beeinflusst die Fruktoseverwertung positiv. Dies ist aber kein Freibrief für ungezügelten Fettkonsum. Der Gesamtenergiegehalt der Nahrung darf deshalb nicht zu sehr steigen.

Worin steckt der Fruchtzucker?

Fruktose ist ein so genannter Einfachzucker, der – wie der Name Fruchtzucker sagt – vornehmlich in Früchten, also Obst, vorkommt. Aber auch Honig und einige Gemüsearten wie Artischocken enthalten viel Fruktose. Doch Fruktose steckt nicht nur in Obst und daraus hergestellten Säften, sondern in bedeutenden Mengen auch im »normalen« Haushaltszucker. Dieser, im wissenschaftlichen Sprachgebrauch auch Saccharose genannter Zucker, besteht aus Glukose (Traubenzucker) und Fruktose (Fruchtzucker). Er ist Ausgangsprodukt für weitere Zuckerprodukte. Einige davon sind oben rechts aufgelistet.

Aufpassen ist angesagt

Da Fruktose keinen Einfluß auf die Freisetzung von Insulin hat und bei ihrem Verzehr der Blutzuckerspiegel nur langsam ansteigt, wird der Fruchtzucker häufig als Diabetikersüße eingesetzt. Er findet sich auch in vielen »Bio«- oder Kinderprodukten wieder, die im Lebensmittelhandel als »kristallzuckerfrei« ausgelobt werden. Der Absatz dieser Produkte ist in den letzten Jahren rasant angestiegen. Somit ist es nicht verwunderlich, dass die Zahl derer, die an einer »unfreiwilligen« Fruktosemalabsorption leiden, momentan stetig zunimmt.

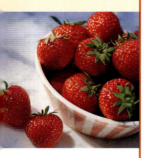

Wer nach dem Verzehr von Obst an Übelkeit, Bauchkrämpfen oder Durchfall leidet, verträgt vielleicht keinen Fruchtzucker.

Haushaltszucker und seine Produkte

Haushaltszucker besteht aus Glukose und Fruktose Andere Bezeichnungen sind: Rohrzucker, Rübenzucker, Raffinade, Kristall- zucker, Farinzucker	
Puderzucker Staubzucker	Aus Haushaltszucker hergestellter sehr feiner Zucker
Kandis	Aus Haushaltszucker hergestellte Zuckerkristalle (groß, klein, weiß, braun)
Zuckerhut	Aus Haushaltszucker hergestellter kegelförmiger Zucker
brauner Zucker	Nicht raffinierter (gesäuberter) Zucker
Rohrzucker	Aus Zuckerrohr hergestellter Zucker
Ursüße	Aus getrocknetem Zuckerrohrsaft hergestellter Zucker

Nur Ernährungsumstellung hilft

Ähnlich wie bei der Laktoseintoleranz besteht die einzige sinnvolle Abhilfemaßnahme bei einer Fruktosemalabsorption in einer Ernährungsumstellung. Ähnlich wie bei der Milchzuckerverwertungsstörung wird auch bei der vorliegenden Fruchtzuckerverwertungsstörung zu Beginn der Therapie (= Karenzphase) die Fruktosezufuhr weitestgehend vermieden bzw. deutlich reduziert. So sollten die meisten Obstarten und Obstsäfte, aber auch einige sehr fruktosereiche Gemüsearten in dieser Zeit nicht gegessen werden. Ratsam sind mehrere kleine Mahlzeiten pro Tag. Der Verzehr von fein gemahlenen Weizenvollkorngetreideprodukten, verträglichen Gemüsemengen, Fleisch- und Fisch ist meist vollkommen unproblematisch. Da normaler Haushaltszucker zu gleichen Anteilen Traubenzucker (Glukose) und auch Fruchtzucker (Fruktose) enthält, ist es ratsam, in dieser ersten Phase den Haushaltszucker durch Traubenzucker zu

Auch Produkte, die viel Sorbit enthalten, z. B. Lebensmittel für Diabetiker, können zu Beschwerden im Magen-Darm-Trakt führen.

ersetzen. So können Sie die verzehrte Fruktosemenge meist wirkungsvoll reduzieren. Zudem verbessert Traubenzucker die mögliche Fruchtzuckerverwertung. Es dient als Transportsystem für Fruktose, so dass kleinere Mengen an Fruktose (etwa in Gemüse) auch von Fruktosemalabsorbern gut vertragen werden können. Nach deutlichem Beschwerderückgang bzw. nach etwa ein bis zwei Wochen Karenzphase, kann der Fruktosegehalt der Nahrung Stück für Stück wieder angehoben werden. In dieser Testphase werden Lebensmittel wie fruktoseärmere Obstarten (z. B. Grapefruit, Melone, Beerenobst), bei Bedarf Fruchtsaftschorlen und die meisten Gemüsearten wieder eingeführt. Es wird also der eigentliche individuelle Schwellenwert jedes Fruktosepatienten austariert. Meist gelingt für jeden Patienten eine deutliche Erweiterung der verträglichen Lebensmittel, so dass keine Nährstoffdefizite zu befürchten sind.

Fruktosemalabsorption für immer?

In vielen Fällen zeigt sich, dass eine solche Malabsorption mit einer deutlichen Einschränkung an Obst und daraus hergestellten Säften nur vorübergehend ist. Nach einer entsprechend konsequenten Diät kann die Verträglichkeit von Fruktose wieder ansteigen. Daher schließt sich notwendigerweise das Austesten eines persönlichen Schwellenwertes immer nach einer stark fruktoseeingeschränkten Karenzphase an. Allerdings sollte immer auf das Verhältnis Traubenzucker zu Fruchtzucker geachtet werden, um möglichst zügig eine Lebensmittelerweiterung nach der Karenzphase ohne Beschwerdezunahme zu erreichen. Bleiben die Beschwerden trotz eindeutiger Diagnostik und deutlicher Ernährungsumstellung bestehen, können so genannte probiotische Lebensmittel einen sinnvollen Beitrag zur Beschwerdelinderung leisten. Probiotische Lebensmittel, wie beispielsweise Joghurts und spezielle Milchgetränke, enthalten

Nach der Karenzphase wird, je nach Verzehrgewohnheiten, der Speiseplan nach und nach um verträgliche Obst- und Gemüsearten erweitert.

spezielle widerstandsfähige Milchsäurebakterien, welche die meist »angeschlagene« Darmfunktion unterstützen und mögliche Bauchbeschwerden lindern können.

Bei Kindern

Bei Kindern verschwinden die Symptome einer Fruchtzuckerverdauungsschwäche oftmals im Laufe der Zeit von selbst. Dies liegt an der wachstumsbedingten Zunahme der Dünndarmoberfläche, wodurch bei größeren Kindern Fruchtzucker auch wieder in ausreichendem Maß resorbiert werden kann. Gerade bei Kindern lohnt sich aber die Kontrolle der angebotenen Lebensmittel, denn in vielen Kinderlebensmitteln steckt oftmals ein Übermaß an Fruktose, so dass auch intakte Fruktoseverdauungssysteme mit einem solchen Überangebot nicht problemlos fertig werden können.

Nährstoffdefizite durch zu wenig Obst

Grundsätzlich ist die Fruktosemalabsorption ungefährlich, da nicht gänzlich auf »alles« Obst und fruktosehaltige Lebensmittel lebenslang verzichtet werden muss. Wichtig bleibt, nach einer Phase der Karenz die individuell verträgliche Fruchtzuckermenge durch Austesten zu ermitteln. Der Patient sollte durch eine Nährstoffbilanzberechnung begleitet werden, um große Nährstoffdefizite durch den zu Beginn notwendigen Obstverzicht und die Einschränkung im Gemüseverzehr zu vermeiden. Dies vor allem vor dem Hintergrund, dass der Verzehr an Gemüse und Obst in der Gesamtbevölkerung in Deutschland immer noch unterhalb der von der Weltgesundheitsorganisation (WHO) empfohlenen Ernährungsziele liegt. Dadurch kann sich, insbesondere bei den Fruktosemalabsorptionspatienten, ein noch größeres Defizit an Nährstoffen ergeben, falls es nicht gelingt, die verträgliche Obstmenge wieder zu steigern.

Sollten Sie unter einer Fruktosemalabsorption leiden, die mit einem H_2-Atemtest diagnostiziert wurde, so nehmen Sie eine ernährungstherapeutische Beratung in Anspruch. Adressen von Ernährungsfachkräften in Ihrer Nähe finden Sie auf Seite 99.

Histaminintoleranz

Das Krankheitsbild der Histaminintoleranz in uneinheitlich. Da erscheint es sinnvoll, einmal deutlich darzustellen, welche Aufgaben Histamin in unserem Körper bzw. in Lebensmitteln leistet. Histamin gehört zur Gruppe der biogenen Amine und entsteht in Lebensmitteln durch den Abbau von Eiweiß. Es wird auch als Reifungssubstanz benannt. Insofern kommt es vor allem in gereiften Lebensmitteln wie beispielsweise Wein, Käse, Rohwurst, Sauerkraut oder aber in verdorbenen Speisen vor. So ist das Histamin bzw. seine Vorstufen in einem reifen Käse für den Wohlgeruch und den intensiven Geschmack verantwortlich; bei verdorbenem Fisch kann man die Histaminabbauprodukte allerdings schon »von Weitem riechen«.

Wirkung von Histamin

Antihistaminika sind Arzneimittel, welche Histaminrezeptoren blockieren und damit die Wirkung des körpereigenen Botenstoffs Histamin aufheben oder abschwächen.

Im menschlichen Körper ist Histamin unter anderem ein wichtiger Botenstoff. Lebensnotwendige Muskelkontraktionen im Darm, an den Bronchien oder an den Blutgefäßen können durch Histamin gesteuert werden. Die Substanz ist verantwortlich für allergische, aber auch für nicht allergische (pseudoallergische) Reaktionen und somit letztendlich Mitverursacher für klassische Symptome wie etwa Hautreaktionen, Beschwerden im Magen-Darm-Trakt, Schleimhautschwellungen bis hin zu Atemnot und Kreislaufreaktionen. Der Körper bildet das Histamin, speichert es in bestimmten Zellen und »setzt« es bei Kontakt mit dem Allergen aus den Zellen »frei«. Das Wissen, dass Histamin bei Kontakt von spezifischen IgE-Antikörpern mit dem entsprechenden Allergen zu Reaktionen führt, macht man sich etwa bei Hauttests zunutze, indem man als Positivkontrolle eine Histaminquaddel erzeugt (siehe Abschnitt »Allergenaufbereitung« im Text über Hauttests S. 37).

IM BLUT
NACHWEISBAR

Wann ist zu viel zu viel?

Mit der Nahrung zugeführtes Histamin kann – wenn die verzehrte Menge sehr hoch ist – auch beim Gesunden Reaktionen auslösen, denn dann kann der Abbau im Stoffwechsel nicht zeitgerecht erfolgen. Eine häufige Ursache von Reaktionen nach Verzehr von (verdorbenem) Fisch sind überhöhte Mengen an Histamin. Dabei handelt es sich in der Regel um Lebensmittelvergiftungen, die oft sehr ähnliche Symptome zeigen, wie wir sie von allergischen Unverträglichkeitsreaktionen kennen. Im Normalfall wird Histamin sehr schnell im Körper abgebaut. Das zuständige Enzym, die Diaminoxidase (DAO), kann allerdings durch bestimmte Faktoren oder Lebensumstände beeinflusst werden. Während einer Schwangerschaft ist die Aktivität des Enzyms um ein Vielfaches erhöht. Andererseits können bestimmte Medikamente, Alkohol und (Magen-Darm-)Infekte den Abbau stark beeinträchtigen. Aber auch der Verzehr anderer biogener Amine, wie sie in Bananen, Weißwein oder Schokolade vorkommen, kann den Abbau von Histamin beeinflussen.

Der Abbau von Histamin im Körper wird von vielen Faktoren wie Medikamenten, Alkohol oder Infekten beeinflusst.

Diagnostik bei Histaminintoleranz

Bei Personen, die unter einer Histaminintoleranz leiden, liegt die Diaminoxidase nur in geringer Menge vor oder die Aktivität des Enzyms ist stark eingeschränkt. Der Nachweis eines DAO-(Aktivitäts-)Mangels erfolgt mittels Blutbestimmung. Dabei wird sowohl der Diaminoxidase-Spiegel als auch der Histamin-Spiegel bestimmt. Zusätzlich kann es sinnvoll sein, auch Vitamin B6, Vitamin C und Kupfer zu bestimmen. Beide Vitamine scheinen bei ausreichend hoher Aufnahme den Histaminabbau zu begünstigen. Kupfer ist ein Bestandteil von histaminabbauenden Enzymen. Allerdings ist ein Testergebnis, das auf einen DAO-(Aktivitäts-)Mangel hinweist, nicht zwangsläufig mit Beschwerden nach Verzehr größerer Mengen

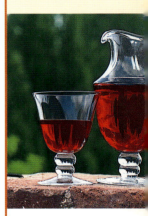

Rotwein ist für Histaminintolerante das falsche Genussmittel.

histaminreicher Lebensmittel verbunden. Mit anderen Worten, auch bei Verdacht auf Histaminintoleranz erbringt nur ein ausführliches Krankengespräch, die Auswertung eines Symptom- und Ernährungsprotokolls sowie eine Eliminations- bzw. Auslassdiät (histaminarme Diät) mit nachfolgender kontrollierter Histaminprovokation eine fundierte Diagnose.

Histaminliberatoren

Fällt eine Histaminprovokation positiv aus, profitieren Betroffene von einer histaminarmen Kost, die in der Anfangsphase in Absprache mit dem behandelnden Arzt durch die Einnahme von Antihistaminika unterstützt werden kann. Neben histaminreichen Lebensmitteln werden unter Diät auch so genannte Histaminliberatoren gemieden. Das sind Lebensmittel, welche die Freisetzung von im Körper gespeichertem Histamin bewirken können. Dazu zählen z. B. Erdbeeren, Schalentiere und Alkohol. Doch auch Medikamente und Drogen können als Histaminliberatoren wirken.

Speiseplangestaltung

Da es sich bei einer Histaminintoleranz um ein dosisabhängiges Krankheitsbild handelt, sollte ernährungstherapeutisch auf Basis dieser histaminarmen Diät ein persönlicher Schwellenwert ermittelt werden. Auf diese Weise kann die Diät dann individuell so verändert werden, dass eine hohe Lebensqualität gesichert werden kann, bei der Beschwerden ausbleiben, aber nur die notwendigsten diätetischen Einschränkungen erfolgen. Dies können im Einzelfall mal mehr mal weniger Verzichtsvarianten sein. Niemals aber sind es lebenslange Verbote für bestimmte Lebensmittel! Es können also nicht einzelne Lebensmittel mit einem »erlaubt« oder »zu vermeiden« belegt werden.

Histamin ist hitze- und kältestabil. Das bedeutet, es kann weder durch einen Garprozess noch durch Einfrieren unschädlich gemacht werden.

Frische Lebensmittel bevorzugen

Sofern Sie möglichst immer nur frische, histaminarme Lebensmittel verwenden, können Sie einer Histaminbelastung Ihrer Nahrung meist wirkungsvoll aus dem Weg gehen. Dabei sollten die Lebensmittel möglichst sachgerecht und möglichst kurz gelagert werden. Während der Zubereitung sollten lange Warmhaltezeiten vermieden werden. Am besten ist es, Sie bereiten die Speisen frisch zu, frieren sie gegebenenfalls ein und wärmen das Essen nach Bedarf auf, um auch im beruflichen Alltag eine histaminarme Versorgung zu gewährleisten. Ein Überblick über die Gehalte an Histamin in Lebensmitteln gibt die folgende Auflistung.

Eine histaminarme Ernährung lässt sich problemlos durch selbst kochen im Alltag umsetzen.

Histamingehalt in Lebensmitteln

Histaminarm	Histaminreich
Mineralwasser, Kräutertee	Alkoholische Getränke, insbesondere Rotwein
Eier	Lang reifende Käsesorten (Emmentaler, Parmesan)
Äpfel, Birnen, Konfitüre	Schokolade, Kakao
Frische Fleischwaren, tiefgekühltes Fleisch, Frischwurstaufschnitt	Rohwurst (Salami, Cervelatwurst)
Speisefette und -öle	Tomatenmark, Ketchup
Frisches Gemüse: Blumenkohl, Brokkoli, Fenchel, Kartoffeln, Kohlrabi, Kürbis, Mais, Möhren, gelbe und rote Paprikaschoten, Pilze, Sellerie, Spargel, Zucchini	Sauerkraut, milchsauer eingelegte Gemüsearten
Tiefgekühlter Fisch	Räucherware (z. B. Fisch)
Brote aus feingemahlenem Vollkornmehl, blütenzarte Haferflocken, Reis, Nudeln	Lange gelagerte Lebensmittel

Nicht allergische Reaktionen

Als nicht allergische Reaktionen auf Lebensmittel werden die Vorgänge im Körper bezeichnet, die sich als klassische allergische Symptome äußern, aber ohne Beteiligung von IgE-Antikörpern zustande kommen. Aufgrund der Ähnlichkeit zu Allergien entstand auch der Begriff Pseudoallergie. Im Gegensatz zur Allergie sind pseudoallergische Reaktionen allerdings stark mengenabhängig, so dass kleine Mengen unverträglicher Nahrungsmittel in der Regel problemlos vertragen werden.

Schwefelverbindungen, die zur Konservierung von Lebensmitteln eingesetzt werden, können asthmatische Reaktionen auslösen. Etwa 5 bis 10 Prozent aller Asthmatiker reagieren auf diese Substanzen.

Auslöser und Symptome von Pseudoallergien

Häufige Auslöser von nicht allergischen Reaktionen sind Lebensmittelzusatzstoffe (Antioxidantien, Farb- und Konservierungsstoffe), aber vor allem auch natürlich vorkommende Lebensmittelinhaltsstoffe (Aromastoffe). Kreuzreaktionen wie bei Allergien gibt es nicht. Die geschätzte Häufigkeit von nicht allergischen Reaktionen in der Gesamtbevölkerung liegt bei unter 1 Prozent. Meist treten diese Reaktionen in Verbindung mit bestimmten Krankheiten auf: Das häufigste Symptom im Bereich der Haut ist die chronische Nesselsucht (chronische Urtikaria), die mit Gesichtsschwellungen (Angio- oder Quincke-Ödemen) gekoppelt sein kann. Hier sollte erst nach Ausschluss anderer Einflussfaktoren die Diagnostik in Richtung Pseudoallergie eingeleitet werden. Bei Neurodermitikern können pseudoallergische Reaktionen in seltenen Fällen ebenfalls eine Rolle spielen.

Diagnose nicht allergischer Reaktionen

Der wichtigste Grundpfeiler der Diagnostik ist wie bei klassischen Allergien die Krankengeschichte. Da die nicht allergische Reaktion nicht durch IgE-Antikörper vermittelt wird, sind die für die Diagnose einer Allergie genutzten Haut- oder Bluttests unbrauchbar. Der einzige Weg, eine Pseudoallergie nachzuweisen, geht über eine spezielle Auslassdiät, die pseudoallergenarme Diät, und eine Provokation.

Pseudoallergenarme Diät

Unter einer solchen Diät werden für einen Zeitraum von drei bis vier Wochen alle bekannten Auslöser pseudoallergischer Reaktionen gemieden. Da diese Diät nach aktuellem Wissensstand aufgebaut ist und nicht ausgeschlossen werden kann, dass dennoch – bisher unbekannte – Pseudoallergene enthalten sind, wird von »arm« anstelle von »frei« gesprochen. Da während der pseudoallergenarmen Diät auf sehr viele Lebensmittel verzichtet werden muss, ist eine gezielte Beratung durch eine allergologisch versierte Ernährungsfachkraft sehr zu empfehlen, um einen Nährstoffmangel vorzubeugen.

Provokation

Bei Besserung erfolgt eine Provokation, um eine zweifelsfreie Diagnose gegen den vermeintlichen Verursacher stellen zu können. Da pseudoallergische Reaktionen auf Zusatzstoffe viel seltener vorkommen als auf natürliche Nahrungsmittel, wird zuerst eine pseudoallergenreiche Kost über zwei bis vier Tage gegessen, um zu überprüfen, ob der Symptomrückgang tatsächlich auf Meidung bestimmter Lebensmittel zurückzuführen war. Es werden genau die Lebensmittel gegessen, die unter Diät gemieden wurden. Nur wenn dies positiv ausfällt, kann eine Testung mit eventuell relevanten Zusatzstoffen folgen.

Therapie und Prognose der Pseudoallergie

Die sehr eingeschränkte Diät, die zur Diagnostik einer nicht allergischen Unverträglichkeit verwendet wird, dient in der Therapie – also nach positiver Provokation – als Grundlage für eine schrittweise

Da es bei Pseudoallergien häufig zu so genannten Spontanheilungen kommt, sollte in regelmäßigen Abständen von etwa vier bis sechs Monaten überprüft werden, ob eine Umstellung auf Normalkost noch Symptome hervorruft.

Erweiterung des Speiseplans. Jetzt geht es darum, im Abstand von drei bis vier Tagen neue – vormals gemiedene – Lebensmittel wieder in die tägliche Ernährung aufzunehmen und auf ihre Verträglichkeit zu überprüfen. Nach Ausweitung der Diät können nun auch bisher unverträgliche Lebensmittel in ansteigender Menge getestet werden, um einen individuellen Schwellenwert zu ermitteln.

Glutensensitive Enteropathie

Der Begriff glutensensitive Enteropathie ist der Oberbegriff für die Zöliakie und die Sprue. Bei Kindern bezeichnet man diese Unverträglichkeit als Zöliakie, bei Erwachsenen wird sie Sprue genannt. Alle Krankheitserscheinungen haben ihre Ursache in einer Unverträglichkeitsreaktion im Dünndarm auf verzehrtes Gluten, ein Getreideeiweiß. Die glutensensitive Enteropathie ist keine Allergie. Hinter diesem Krankheitsbild verbirgt sich eine nicht IgE-vermittelte Überempfindlichkeit gegen das so genannte Gluten. Sie ist eine immunologische Erkrankung des Dünndarms, mit weitreichenden Konsequenzen für den gesamten Organismus.

> Man geht heute davon aus, dass etwa einer von 266 Menschen weltweit unter einer Glutenunverträglichkeit im Sinne einer Zöliakie leidet. Das sind deutlich mehr, als man noch vor Jahren vermutet hat.

Verursacher: das Gluten

Gluten ist der Sammelbegriff für eine ganz bestimmte Eiweißfraktion in verschiedenen heimischen Getreidearten: Weizen, Roggen, Gerste, Dinkel, Kamut, Triticale und daraus hergestellte Produkte. Sie alle sind Verursacher dieser lebenslang bleibenden Erkrankung. Gluten selbst besitzt nur einen geringen Nährwert, es wird häufig als »Klebereiweiß« bezeichnet und ist für die guten Backeigenschaften eines Mehls verantwortlich. Bei Zöliakie- bzw. Sprue-Erkrankten führt jeglicher Kontakt der Dünndarmschleimhaut mit Gluten zu einem Entzündungsprozess im Dünndarm, der dann in Folge zu einem

Abbau der Dünndarmzotten führt. Dies hat eine gravierende Aufnahmestörung aller verzehrten Nahrungsmittel zur Folge. Symptome sind etwa Durchfall, Blähungen und aufgeblähter Bauch.

Lebenslange Diät erforderlich

Patienten, die unter einer glutensensitiven Enteropathie leiden, können ein beschwerdefreies Leben führen, sofern es gelingt, den Speiseplan lebenslang gänzlich glutenfrei zu halten. Da dies mit einer großen Änderung der Verzehr- und Lebensgewohnheiten verbunden ist, sollte der eindeutigen Diagnostik vor Beginn der Diät ein besonders großes Augenmerk geschenkt werden. Viel zu häufig wird heutzutage eine glutenfreie Diät ohne klare Diagnostik empfohlen und von Patienten dann nichtsahnend mehr oder minder fehlerfrei praktiziert. Doch bei Zöliakieerkrankten müssen auch kleine Spuren des Glutens vermieden werden und so ist auf jeden Fall kompetente Beratung notwendig.

> Hirse, Mais und Reis sowie Amaranth, Buchweizen und Quinoa sind glutenfreie Getreidearten bzw. so genannte Pseudozerealien. Letztere sind so nahrhaft wie Getreide, gehören aber nicht der botanischen Familie der Gräser an.

Aber: Klare Diagnostik vor Diät!

Ähnlich wie auch bei den Nahrungsmittelallergien ist der Auslöser Gluten manchmal nicht so einfach auszumachen. Gerade in den letzten Jahren ist bekannt geworden, dass über 60 Prozent der Zöliakie- und Sprue-Patienten keine klassischen Symptome zeigen. Daher werden von der Deutschen Zöliakie-Gesellschaft e.V. und ihrem Expertenteam die in dem Kasten auf Seite 154 dargestellten diagnostischen Parameter zwingend vor einer Diät empfohlen.

Vorsicht ist angesagt

Die Deutsche Zöliakie-Gesellschaft weist deutlich darauf hin, dass die Bestimmung von »Stuhl-Antikörpern« (Anti sclgA) zur Diagnostik einer Zöliakie vollkommen ungeeignet ist, da es zu einer hohen Rate

Für die Lebensmittelindustrie ist Gluten ein guter Aromaträger und Stabilisator für verschiedene Produkte. Gluten kann in Frischkäsezubereitungen, Nuss-Nougat-Cremes, Ketchup, Senf, Schokolade und anderen Produkten enthalten sein.

von falsch positiven Ergebnissen kommt. Erst wenn im Rahmen von umfangreichen Untersuchungen eine glutensensitive Enteropathie im Sinne einer Zöliakie bestätigt werden konnte, sollte eine glutenfreie Diät begonnen werden. Unter einer bestehenden glutenfreien Ernährung werden weder die Bestimmung der gewebsspezifischen Transglutaminase (tTG) noch die Dünndarmbiopsie aussagekräftige Ergebnisse bringen.

Glutenfreie Speiseplangestaltung

Sofern die eindeutige Diagnose Zöliakie/Sprue bestätigt worden ist, muss eine komplette Glutenfreiheit der täglichen Speisen angestrebt werden. Das bedeutet eine große Umstellung des Einkaufs- und Zubereitungsverhaltens. Frühstücksmahlzeiten können

Parameter, die VOR einer glutenfreien Diät abzuklären sind

▶ Ärztliche Untersuchung
  › Genaues Erfragen der Beschwerden und genaue klinische Untersuchung
  › Auswertung eines Ernährungsprotokolls

▶ Laboruntersuchungen
  › Bestimmung der gewebsspezifischen Transglutaminase (tTG IgA)
  › Bestimmung Antikörper IgA Gliadin (Ausschluss sekretorischer Mangel erforderlich!)
  › evtl. IgG Gliadin (als Verlaufsparameter)

▶ Dünndarmbiopsie nach glutenhaltiger Kost bzw. nach Glutenbelastung (eine Dünndarmbiopsie unter glutenfreier Ernährung wird kein Ergebnis bringen)

Folgende Laborparameter können bei unklaren Formen Aufschluss geben:

▶ Erhöht: alkalische Phosphatase, Thrombocyten

▶ Erniedrigt: Hämoglobin, Eisen, Vitamin B12, Folsäure

zwar wie gewohnt aus Kaffee, Tee, Fruchtsaft, naturbelassener Milch und daraus hergestellten Milchprodukten sowie Obst bestehen. Aber vor allem auf das bislang übliche Brot, Müsli oder Gebäck muss der Zöliakiepatient fortan verzichten bzw. muss es gezielt ersetzen. Es steht mittlerweile eine Fülle von glutenfreien Brot- und Gebäcksorten sowie Müsli zur Verfügung, die auch im normalen Handel und nicht mehr nur im Reformhaus zu kaufen sind. Die Mittags- und Abendmahlzeiten können aus Gemüse, Fisch, Fleisch, Reis, Kartoffeln und Salaten bestehen und die Außer-Haus-Verpflegung kann sicher glutenfrei vor allem aus frischem Obst oder naturbelassenen Milchprodukten zusammengestellt werden.

Nährstoffprobleme bei glutenfreier Kost?

Wenn die täglichen Brot und Gebäckmahlzeiten wegfallen und durch glutenfreie Mahlzeitenkomponenten ersetzt werden müssen, kommt der Hauptlieferant für die tägliche Ballaststoffbilanz ins Wanken. Die Ballaststoffzufuhr liegt aber bei fast allen Personengruppen (mit und ohne Zöliakie) in Deutschland im Durchschnitt unterhalb der empfohlenen Menge von 30 Gramm/Tag (DGE Ernährungsbericht 2004). Somit müssen die Zöliakiepatienten vor allem eine ausreichende Zufuhr pflanzlicher Lebensmittel wie Gemüse, Obst und Kartoffeln bedenken. Besonders kurz nach Diagnosestellung müssen meist auch andere Nährstoffe (Eisen, Kalzium, Folsäure) in höheren Mengen angeboten werden, um die fast immer vorhandenen Nährstoffimbalancen auszugleichen. Dies muss in jedem Einzelfall dann mit einer individuellen Speiseplangestaltung erfüllt werden. Die diätetische Führung dieser Patienten ist aufwändig und erfordert viel Erfahrung. Daher sollten sich die betroffenen Patienten auf jeden Fall nur an auf diesen Spezialbereich spezialisierte Ärzte und Ernährungsfachkräfte wenden (Auskunft unter www.dzg-online.de).

Eine Sonderform der glutensensitiven Enteropathie stellt der Dermatitis herpetiformis Duhring (oder kurz Morbus Duhring) dar. Hierunter versteht man eine spezielle Hauterkrankung, die, neben anderen notwendigen therapeutischen Maßnahmen, in der Regel gut auf eine glutenfreie Ernährung anspricht.

Empfohlene Bücher

▸ Borowski C., Schäfer T.: Allergieprävention. Evidenzbasierte und konsentierte Leitlinie. Medizin & Wissen, Urban & Vogel, München 2005

▸ DGAI, ÄDA, DAAU: Weißbuch Allergie in Deutschland. 2. aktualisierte und erweiterte Auflage. Medizin & Wissen. Urban & Vogel, München 2004

▸ DGE, Deutsche Gesellschaft für Ernährung: Ernährungsbericht 2004. DGE-MedienService, Bonn 2004

▸ Jäger L., Wüthrich B.: Nahrungsmittelallergien und -intoleranzen. 2. überarbeitete und ergänzte Auflage. Urban & Fischer, München, Jena 2002

▸ Reese I., Constien A., Schäfer C.: Richtig einkaufen bei Lebensmittelallergien. Mehr Sicherheit beim Einkauf, im Restaurant und im Ausland. TRIAS in MVS Medizinverlag Stuttgart, 2007

▸ Stiftung Warentest: Handbuch Die andere Medizin. Berlin 1996

▸ Werfel T., Reese I.: Diätetik in der Allergologie. Diätvorschläge, Positionspapiere und Leitlinien zu Nahrungsmittelallergie und anderen Unverträglichkeiten. Dustri-Verlag Dr. Karl Feistle. München-Orlando 2006

Adressen

Arbeitskreis Diätetik in der Allergologie e.V., www.ak-dida.de
Deutscher Allergie- und Asthmabund e.V., www.daab.de
Deutsche Zöliakie-Gesellschaft e.V., www.dzg-online.de
Forschungsinstitut für Kinderernährung, Dortmund, www.fke-do.de
Verband der Diätassistenten e.V., www.vdd.de
Verband der Oecotrophologen e.V., www.vdoe.de

Bildnachweis

Corbis, Düsseldorf: U1 (Lew Robertson); Jump, Hamburg: 2 (K. Vey); Laif, Köln: 31 (Wieland); Lizenzfrei: 41 (Image Source), 73 (Corbis), 113, 122 (Fancy), 118 (Photodisc); Stock Food, München: 97 (Johannes Rodach); Superbild, Unterhaching b. München: 17, 63 (Phanie); Südwest Verlag, München: 13 (Christian Kargl), 21, 23 (Christiane Pitzke), 27 (Astrid Eckert), 54, 91, 101 (Barbara Bonisolli), 70, 144 (Michael Holz), 76 (Karl Newedel), 81 (S. Sperl), 86 (Frank Heuer), 105 (Nicolas Olonetzky), 139 (Peter von Felbert/Anne Eickenberg), 148 (Rainer Hofmann)

Hinweis

Die Ratschläge in diesem Buch sind von Autorinnen und Verlag sorgfältig erwogen und geprüft; dennoch kann eine Garantie nicht übernommen werden. Eine Haftung der Autorinnen bzw. des Verlags und dessen Beauftragten für Personen-, Sach- und Vermögensschäden ist ausgeschlossen.

Impressum

© 2007 by Südwest Verlag, einem Unternehmen der Verlagsgruppe Random House GmbH, 81673 München

Alle Rechte vorbehalten. Vollständige oder auszugsweise Reproduktion, gleich welcher Form (Fotokopie, Mikrofilm, elektronische Datenverarbeitung oder durch andere Verfahren), Vervielfältigung, Weitergabe von Vervielfältigungen nur mit schriftlicher Genehmigung des Verlags.

Projektleitung
Susanne Kirstein
Redaktion
Dr. Ute Paul-Prößler
Gesamtproducing
Andreas Rimmelspacher
Bildredaktion
Tanja Nerger
Korrektorat
Günter Fidrich
Umschlaggestaltung und Konzeption
R.M.E. Eschlbeck/ Kreuzer/ Botzenhardt
Reproduktion
Artilitho, Lavis-Trento
Druck
Alcione, Lavis-Trento

Printed in Italy

978-3-517-08286-8

9817 2635 4453 6271

Register

Additionseffekte 126
allergenarme Basiskost 52, 54
Allergenaufbereitung 37
Allergene 10
Allergene, inhalative 19
Allergen-IgE-Antikörper-Vernetzung 11
Allergenkarenz 20
Allergenmanagement 119
Allergie (Grundnahrungsmittel) 27
Allergie 9
Allergiefragebogen 34
Allergieprävention 112, 114
Allergiesyndrom, orales 86
allergische Reaktion 11, 18
Allergologische Diäten 50
Alltagsregeln für Allergiker 109ff.
Alpha-Amylase-Inhibitoren 77
Alter der Patienten 34
Anamnese 33, 35, 59
anaphylaktischer Schock 12, 18, 110
Antihistaminika 110, 146, 148
Antikörper 11
Asthma 10, 20ff., 112, 121, 123
Atemnot 20
Atopie 10, 18
Atopie-Patch-Test 37, 40
atopische Erkrankungen 18
atopische Dermatitis 28
atopisches Ekzem 28
Auslassdiät 52f., 56, 113

Bäckerasthma 77
Basiskost, allergenarme 52, 54
Basiskost, oligoallergene 52, 54
bedarfsdeckende Ernährung 103

Beifuß 19, 121
Beikost 117
biogene Amine 146
Birke 19, 121
Blähungen 138, 141, 153
Blut 42
Bluttest 44

Cashewnuss 84f., 107
Cortison 22, 110

DBPCFC 56f.
Dermatitis herpetiformis Duhring 155
Diagnostik 30ff.
Diagnostische Diäten 51f.
Diät, diagnostische 51
Diät, präventive 51
Diät, pseudoallergenarme 151
Diäten, allergologische 50
Diätfehler 106
doppelblinde, Placebo-kontrollierte Nahrungsmittelprovokation 56f.
Durchfall 123, 141, 153

Eier 69ff., 107
Eiweiß 71
Eliminationsdiäten 113
Eliminationskost 52f., 56
Enteropathie, glutensensitive 152
Epikutan-Test 37, 40
Erdnuss 84f., 87ff., 107
Ernährungs- und Symptomprotokolle 48f.
Erstgespräch 33

Falsch negativ 36, 44
Falsch positiv 44
Fisch 80ff., 107
Fruchtzucker 142

Fruchtzuckerunverträglichkeit 140
Fruktose 142
Fruktosemalabsorption 140

Gesamt-IgE 42f.
gewebsspezifische Transglutaminase (tTG) 154
Gluten 77, 78, 152, 107
glutensensitive Enteropathie 152
Gräserpollen 24, 121
Grundnahrungsmittel 13, 14, 59, 98

H$_2$-Atemtest 135
HA-Nahrungen 68
Haselnuss 84f., 107
Hausstaubmilbe 19f., 24, 121
Haut 18, 24, 123
Hauttests 36ff.
Hereditäre Fruktoseintoleranz (HFI) 140
Heuschnupfen 10, 18ff., 112, 121
Histamin (Botenstoff) 146
Histaminintoleranz 146ff.
Hühnerei 69ff.
Hydrolysatnahrungen 115
hypoallergene Säuglingsnahrungen 115
hypoallergene Spezialnahrungen 68

IgE-Antikörper 10f., 36, 38, 42, 44
IgG-Antikörper 11, 47
IgG-Tests 46f.
Immunglobulin E 43
Immunsystem 9, 121
Inhalationsallergene 44
inhalative Allergene 19, 23, 36
Intrakutan-Test 37, 39
In-vitro-Tests 42

REGISTER

Kabeljauallergen 82
Karenz 15, 98, 138
Kasein 66, 68
Kindesalter 112, 114
klinische Relevanz 11, 27, 45,
  51f., 61
Kokosnuss 84
Kontaktallergene 40
Kost, therapeutische 51, 55
Krankengeschichte 59
Krankheitsmanagement 99
Krebstiere 80, 107
Kreuzallergien 120ff.
Kreuzreaktion 28, 120
Kuhmilchallergie 65, 116, 134

Labormethoden 42
Lactalbumin 66, 68
Lactoglobulin 66, 68
Laktase 133f.
Laktose 107, 133, 136
Laktoseintoleranz 133ff.
Lebensalter 13f.
Lebensmittelvergiftungen 147
Leitallergen Beifuss 124
Leitallergen Birke 86, 124
Leitallergene 121

Macadamianuss 84
Magenverweildauer 126
Majorallergene 64
Mandel 84f.
Medikamente 125
Meidung 13, 15, 56, 98
Milch 64ff., 107
Milcheiweißallergie 65
Milchersatznahrungen 68
Milchprotein 68
Milchzucker 133, 136
Milchzuckerverträglichkeit 134
Minorallergene 64
Monoallergien 120

Morbus Duhring 155
Muskatnuss 84
Muttermilch 112

Nachweis einer Sensibilisie-
  rung 38
Nährstoffbilanz 100, 104
Nährstoffdefizite 102
Nahrungsmittelallergie 56
Nahrungsmittelallergiker 12
  -Alltagsregeln 109ff.
Nahrungsmittelunverträg-
  lichkeit 133
Negativkontrolle (isotonische
  Kochsalzlösung) 37
Neue Kennzeichnungsverord-
  nung 106
Neurodermitis 10, 24ff., 112, 121
Nicht allergische Reaktionen 150
Nickel 40
Notfallmedikamente 110
Nüsse 84ff.

Offene Provokation 58f.
oligoallergene Basiskost 52, 54
orales Allergiesyndrom 86, 122

Paranuss 84, 107
Patientengeschichte 33
Peak-Flow 21, 23, 48, 50
Pekannuss 84, 107
persönliches Gespräch 59
Pinienkerne 84, 107
Pistazie 84, 107
Placebo 57
pollenassoziierte Nahrungs-
  mittelallergien 28, 121ff.
Pollenprofil 127f.
polyvalente Auslösung 128f.
Positivkontrolle (Histamin) 37,
  146
Prävention 112

Präventive Diät 51
Prick-Test 37 f.
Prick-zu-Prick-Test 37f.
Protokoll 48ff.
Provokationen 56ff.
pseudoallergenarme Diät 151
Pseudoallergien 150

Ragweed 121f.
Rauchen 119
Reexposition 54, 61
Reib-Test 37, 40
Reproduzierbarkeit 10

Schubfaktoren 128 f.
Schwangerschaft 112
Scratch-Test 37, 39
Sellerie 92ff., 107
Sensibilisierung 11, 60f., 112
Sesam 90ff., 107
Soforttypreaktionen 10, 38f.
Soja 72ff., 107, 116
Spättypreaktionen 40
spezifisches IgE 43
spezifisches IgG 47
Sprue 152
Starkhydrolysate 68
Stillzeit 112f.

Testphase 138
Therapeutische Kost 51, 55
Toleranz 10, 14f., 112f.
Träger-Lebensmittel 57
Traubenkraut 121f.
Triggerfaktoren 126

Verum 57

Walnuss 84, 107
Weizen 75ff., 107, 152

Zöliakie 152

Allergien, Asthma und Neurodermitis sind unser Anliegen

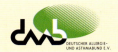

Dem Deutschen Allergie- und Asthmabund e.V. – DAAB – gehören 20.000 Mitglieder an. Oecotrophologen, Ärzte, Biologen, Chemiker und Pädagogen helfen durch Beratung, Recherchen, Informationen und Gremienarbeit. Ehrenamtliche Mitarbeiter bieten Kurse vor Ort an.

Beratung als Kernkompetenz
Jährlich beantworten die Beratungsstellen des DAAB über 50.000 Anfragen aus der Bevölkerung. Die Beratung setzt nach der ärztlichen Diagnose ein und gibt Hilfestellung für die Alltagsgestaltung der Betroffenen. Jeder erfährt, wo »sein« Allergen versteckt ist und wie er es meiden kann – von Ernährung über Sanierungshinweise bei Innenraumallergien bis hin zur Wahl hautverträglicher Kosmetik- und Pflegemittel. Darüber hinaus profitiert jeder Einzelne auch durch den Austausch mit anderen Betroffenen. Das AllergieMobil, eine fahrende Beratungsstelle, bietet unter Einbindung von Apotheken, Kliniken, Krankenkassen u. a. Beratungen in Fußgängerzonen und Unternehmen an.

Publikationen und Vergünstigungen
Der DAAB legt Broschüren und Informationsschriften auf, etwa das Lehrerhandbuch »Asthma in der Schule«. DAAB-Mitglieder erhalten über das Verbandsmagazin »Allergie konkret« Nachrichten aus Wissenschaft und Forschung. Zudem kommen sie in den Genuss von Vergünstigungen in Hotels, bei Allergieprodukten und Freizeitangeboten.

Engagement für die Zielgruppe
Der DAAB engagiert sich auch im Verbraucherschutz, etwa bei gesundheitspolitischen Themen wie die Lebensmittelkennzeichnung und die Erarbeitung medizinischer Leitlinien. Auch nimmt er Einfluss auf die Entwicklung und Testung von Pflegeprodukten, die frei von Duft- und Farbstoffen sowie von Konservierungsmitteln sind.

Netzwerk für Ernährungsfachkräfte
Seit dem Jahr 2000 betreibt der DAAB ein Netzwerk für Ernährungsfachkräfte. Dabei werden Oecotrophologen und Diätassistenten für die Beratung vor Ort allergologisch geschult.

Deutscher Allergie- und Asthmabund e.V. – DAAB
Fliethstr. 114, 41061 Mönchengladbach, Fon: 02161 8149-40; Fax: -430
Internet: www.daab.de   E-Mail: info@daab.de